医療経営士 実践 テキストシリーズ 4

職員トラブルを未然に防ぐ 医療機関のための人事労務管理術

株式会社名南経営コンサルティング／社会保険労務士 服部 英治 著

リスクを想定したルールづくりと問題職員への対処法

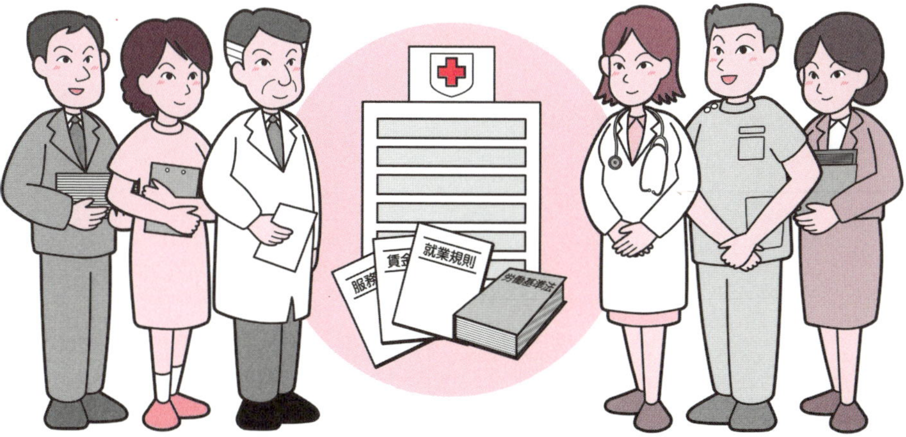

JMP 日本医療企画

はじめに

最近、多くの医療機関の院長や事務長から人事労務トラブルが昔と比べものにならないくらい増加しているという声を耳にします。職員に労働基準監督署に駆け込まれ、「是正勧告書」を交付されて指導を受けたとか、外部の労働組合から「団体交渉」を申し込まれたとか、トラブルの態様はさまざまですが、こうした人事労務トラブルが増加傾向にあります。

実際、私自身もたくさんの医療機関や福祉施設から毎日、人事労務に関する相談を受けていますが、従来は人事制度構築（賃金制度・人事評価指導・退職金制度など）の支援を主としたコンサルティング業務を行ってきたものの、最近では職員のトラブル対応に関する相談業務が増えています。また、これらを裏付けるように厚生労働省から毎年発表される総合労働相談件数を見ても、そうしたトラブルがうなぎ登りに増加していることがわかります(6ページ参照)。

人事労務トラブルが増加している背景には、以前と比較して職員の権利意識が高まってきていることが挙げられますが、その原因のひとつはインターネットの普及であることは間違いありません。従来は人事労務に関する情報が容易に手に入らなかったことで、トラブルが発生しても職員は泣き寝入りせざるを得ませんでした。しかし、今では解雇ひとつとってみても、何か納得ができないことがあればインターネットで調べて「30日以上前に通知をしなければならない」とか、「客観的かつ合理的な理由が必要」といったことを知ることができ、文句を言わねば損といった風潮になってきています。

本書は、こうした人事労務トラブルの最近の傾向を掴むと同時に、そもそもトラブルを誘発させないためにどうしたらいいのかという点を、使用者側の立場からまとめたものです。参考にしていただくことで、無用なトラブルを未然に防げることに特徴があります。

本書が、多くの医療関係者をはじめ、医療機関と接点を持つコンサルタントの方々の役に立ち、人事労務トラブルを少しでも減少させることにつながれば幸いです。

株式会社名南経営コンサルティング／社会保険労務士　服部英治

CONTENTS

はじめに……3

第1編 人事労務トラブルの最新動向と基礎知識

1 医療機関における人事労務トラブルの最新動向……2
1 増加する人事労務トラブル ● 2
2 トラブルは突然やってくる ● 3
3 労働基準監督署等における労働相談件数の推移 ● 4

2 労働基準監督署の最新調査動向……8
1 労働基準監督署に駆け込む職員 ● 8
2 司法権限を持つ労働基準監督官 ● 8
3 労働基準監督署による定期監査 ● 11
4 36協定と是正勧告書 ● 15
5 より高度なコンプライアンスが求められる時代に ● 19

3 これだけは押さえたい！　労働紛争解決の基礎知識……21
1 個別労働紛争の解決制度 ● 21
2 労働審判制度 ● 23
3 労働組合の対処法 ● 27
4 団体交渉はどのように進めるべきか ● 31

第2編 問題のある職員は採用時に見抜く！失敗しない人材獲得術

1 採用面接で応募者の能力と適正を判断する……36
1 採用面接における判断ポイント ● 36
2 面接時に確認してはいけない事項 ● 36
3 採用時の健康管理調査 ● 40
4 試用期間の重要性 ● 45

2 採用時の提出書類でトラブルを防止する……49
1 誓約書の提出 ● 49
2 身元保証書の提出 ● 49
Q＆Aコラム１　能力不足の職員の対処法 ● 53

第3編 トラブルを未然に防ぐ！リスクを想定した就業規則のつくり方

1 実態に即した就業規則の必要性……58
1 リスクを想定した規程を盛り込む ● 58
2 医療機関が特に整備すべき規程 ● 60

2 就業規則の記載事項と周知義務……61
1 絶対的必要記載事項と相対的必要記載事項 ● 61

2 就業規則の周知義務 ● 62
3 就業規則の点検・整備は労務管理を見直す契機 ● 64
4 特に注意したい医師職の就業規則 ● 65

3 就業規則改定にあたっての注意点……68
1 規程管理規程の整備による全体管理 ● 68
2 トラブルを避けるための事前アンケート ● 71

4 就業規則の可視化と職員ハンドブックの作成……76
1 すべての職員にわかるように就業規則を可視化する ● 76
2 職員ハンドブックの作成 ● 76

5 協定書の提出……81
1 協定書の有効期間は基本的に1年 ● 81
2 看過できない職員代表者の選出 ● 82
Q＆Aコラム2　職員の副業は許されるのか？ ● 87

第4編 医療機関に求められる組織管理術

1 医療機関における労働時間管理の重要性……94
1 看過できない当直や宿直の取り扱い ● 94
2 仮眠時間は休憩として扱えない ● 98
3 自宅における業務遂行の注意点 ● 100
4 労働時間の適切な管理方法 ● 102

2 情報トラブルは労務管理の盲点 …… 105
1 データ紛失、情報漏えいが招く経営危機 ● 105
2 情報漏えいを防ぐために徹底したい2つの対策 ● 107
3 SNSやブログ等に関する対策 ● 109
4 携帯電話の管理はどうする？ ● 111
3 施設運営に関するトラブルの具体的解決法 …… 113
1 掲示物のルール ● 113
2 文書の回覧は申請書で管理する ● 113
4 超高齢社会に求められる高齢者の雇用管理 …… 116
1 高齢者雇用にあたって注意すべき事項 ● 116
2 再雇用時の退職金の支払いはどうする？ ● 122
5 有期雇用契約職員の労務管理 …… 124
1 労働契約法改正で何が変わったのか ● 124
2 雇用契約書に記載すべき事項 ● 125
Q＆Aコラム3　送迎車両で事故を起こした場合の損害賠償 ● 131
Q＆Aコラム4　所持品検査とプライバシーの侵害 ● 135

第5編　問題職員に対する指導ポイント

1 問題のある職員の対処法 …… 140
1 互いの認識不足が生む水掛け論 ● 140

2 注意や指導は必ず文書で記録する ● 140
3 管理者に問題がある場合の対応 ● 142
4 倫理観が欠如した職員に対する対応 ● 144

2 問題行動が改善されない職員の懲戒処分 …… 145
1 就業規則に基づいた懲戒処分 ● 145
2 懲戒処分決定までのプロセス ● 146
3 指導とパワーハラスメントの境界線 ● 149
4 パワハラが引き起こすメンタルヘルス不全 ● 150

3 最終手段としての解雇 …… 155
1 解雇するためには合理的な理由が必要 ● 155
2 解雇予告手当の算定方法 ● 155
Q＆Aコラム５　協調性のない職員を解雇したい ● 160
Q＆Aコラム６　男性医師によるセクシュアルハラスメント ● 162

第6編 人事労務トラブルのない病院経営を目指して

1 職員に安心して働いてもらうための取り組み …… 170
1 派閥の解消 ● 170
2 意図的にライバル病院をつくり、職員の結束を固める ● 171
3 職員に喜ばれる福利厚生とは？ ● 171
4 職場の一体感を高めるために ● 174

2 トラブルの兆候を見逃さないための施策……175
1 人事労務トラブルは結局高くつく ● 175
2 職員とのコミュニケーションは不可欠 ● 175
3 定期的な自己申告書の提出で問題を早期発見 ● 176

巻末資料 医療機関・福祉施設の労働裁判例＆不当労働行為事例集 ● 179

おわりに……192

第1編

人事労務トラブルの最新動向と基礎知識

1 医療機関における人事労務トラブルの最新動向

1 増加する人事労務トラブル

最近、医療機関から人事労務に関するさまざまな相談を受けることが多くなりました。それはトラブルが起きたので、事態の鎮静化に向けてアドバイスや支援をして欲しいといった種類のものです。そうした相談の大半は、トラブルが進展しているため労使の関係がかなり拗(こじ)れているケースがほとんどで、残念ながら打つ手は限られてしまいます。

労働者側も第三者の助けを受けて、それまでの使用者とのやりとりをこっそりとICレコーダーで録音していることも少なくないため、非常に慎重な対応をせざるを得ません。まったく手に追うことができない場合は、労働専門の弁護士に入ってもらいながら一緒に対応することになりますが、「もう少し早く相談してくれていたら、うまく解決できたのに……」と悔しい思いをすることもしばしばあります。

このような人事労務トラブルは、従来から存在していたものの、近年、職員の権利意識が向上したことで、その数を倍加させていったといっても過言ではありません。これまでは勤務先と揉めている時間があれば早く次の転職先に移って気持ちも新たにして働いたほうが得策だという風潮があり、知識や情報不足も手伝って「自分にも非があったかもしれない」と思いながら次の職場を探す、いわゆる「泣き寝入り」が一般的でした。

しかし、今やインターネット上にはあらゆる情報が氾濫し、「解雇」「賃金引き下げ」といったキーワードで検索すれば、欲しい情報が簡単に手に入ります。また、最近はパソコンだけではなく、スマートフォンの普及によって、いつでもどこでも簡単に情報が手に入るようになりました。

その結果、事務長よりも年次有給休暇の仕組みに詳しいパートタイマーや、就業規則の不備を突いて病院側と争おうとする看護師など、豊富な知識を有する職員が数多く存在するようになり、「自分には非はなく、悪いのは病院側だ」と訴え、自分にとって有利な情報や知識を武器に争う職員が増え

図表1－1 従来と現在の人事労務トラブルの比較

●従来

トラブル発生→職員は泣き寝入り→トラブルも表面化しない

●現在

トラブル発生→職員はインターネットで知識を得る→得た知識をもとに院長や事務長に詰め寄る→院長や事務長も人事労務の専門家ではないため曖昧な回答→職員は激昂しさらなるトラブルへ発展→多くの場合は病院側の労務管理体制の弱さから病院側が負ける

てきたのです（図表1－1）。

このように何かと労働者側に有利な環境が整ってきていますが、さらに、そうしたことを煽（あお）るかのごとく、われわれ社会保険労務士のなかにも、使用者側ではなく、労働者側に立ってアドバイスを行う方も現れはじめ、専門家同士による知識・知恵合戦となることも少なくありません。

そもそも労働基準法という法律は、かつての『女工哀史』以降の歴史から労働者保護の考えがベースにあります。トラブル発生時には、労働者の訴えに対し、使用者側に問題がないということを１つひとつ立証していかなければなりません。そのため潜在的・顕在的な問題を抱えているのであれば、速やかに解消し、万が一のトラブル発生時のために病院を守る体制や仕組みを事前に構築しておくことが大切なのです。

2 トラブルは突然やってくる

近年、特に一般企業においては、労働者を正社員としてではなく、契約社員やパートタイマーとして採用するケースが増えてきています（図表1－2）。有期契約の非正規社員を雇用することは人件費を抑制したり、契約期間内にその人物の適正を見極めたり、事業主側にとっては都合のよいものですが、働く側からすれば常に雇用の不安を抱えながら働くことになり、互いに心を許せない状態が続く場合があります。そうした状況下で病院の半ば一方的な都合によって非正規職員を解雇すれば、窮鼠猫を噛むではありませんが、逃げ場を失い、突然の反撃をしてくることも考えられます。

実際、東海地区のA病院では、注意や指導を繰り返し行ってきたにもかか

図表1－2　正規・非正規雇用者の推移

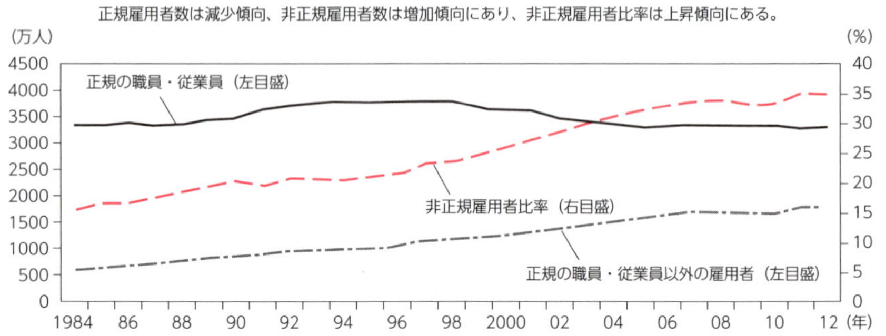

資料出所：総務省統計局「労働力調査特別調査」（2月調査）（1985年～2001年）、「労働力調査（詳細集計）」（1～3月期平均）（2002～2012年）をもとに厚生労働省労働政策担当参事官室にて作成
注1：勤め先における呼称による分類において、「労働力調査（詳細集計）」の調査票の選択肢では「契約社員・嘱託」及び「その他」とされているものは、「労働力調査特別調査」の調査票においては「その他（嘱託）」と1つの選択肢とされている。
　2：2011年は補完推計値。
出典：「平成24年版労働経済の分析―分厚い中間層の復活に向けた課題―」（厚生労働省）

わらず、まったく改善されなかった職員を解雇しました。するとその職員から図表1－3のような文書が内容証明郵便で送付され、損害賠償を請求されたのです。互いの言い分はどうであれ、経済的に困窮すればこうした事態は十分にあり得ます。トラブルの終息に向けては専門家との相談に時間が取られるのみならず、複数の対象者がいれば連鎖反応によって次々に請求される可能性があります。このようなことがたびたび起これば、普段の仕事が手につかなくなることも容易に想像できるのではないかと思います。

3 労働基準監督署等における労働相談件数の推移

毎年、厚生労働省は前年度の労働相談件数等についてプレスリリースを発表しています。図表1－4がその一部になります。

総合労働相談件数とは、各都道府県労働局、各労働基準監督署、駅近隣の建物などに労働問題に関する相談に対応するための総合労働相談コーナーが設置されており、そこに寄せられた労働相談の総数を表しています。

2012（平成24）年度では年間約106万件と10年前の2002（平成14）年度と比較して約1.7倍に膨れ上がっていることがわかります（図表1－5）。仮に行政機関の年間休日が120日であるとすれば、1年間の稼働日は245日（年

図表1－3 実際にA病院が元職員から受け取った手紙の内容（一部改変）

平成24年12月20日

不当解雇による補償金請求ならびに
損害賠償請求通知の件

私は貴法人の正職員として平成23年10月１日に入職した○○○○です。今後も意欲を持って働く強い気持ちでおりましたが、平成24年12月９日に解雇通知を受けました。解雇理由に納得がいきませんし、勤務中にも同じ病棟勤務の○○○○より受けたいじめ、嫌がらせ、無視、暴言を吐かれた事実を知りながらも、職場環境の改善を怠り、結果、私が解雇に追い込まれました。それにより、精神的・肉体的・経済的にも強いダメージを受けました。その補償金として給料の６か月分、責任義務を果たさなかった損害賠償金として合計金180万円の支払いを求めます。

つきましては、平成24年12月27日までに下記支払い口座にお支払くださるようお願い致します。

なお、万が一、下記日時までに振り込みまたは書面による連絡がない場合には、やむを得ず労働局へのあっせん申請等法的手段を取らざるを得ませんのでご了承ください。

支払口座：　○○○○銀行　○○支店
　　　　　　普通口座番号　0000000

通知人：
　住所／○○県○○市○○○○１丁目○○番地
　　　　ハイツ○○　201号
　氏名／○○○○　　印

＜被通知人＞
　住所：○○県○○市○○○○○758番地
　法人：医療法人○○会　○○病院
　理事長　　○○○○殿

郵便認証司
[redacted]

この郵便物は平成[redacted]年[redacted]月[redacted]日 第 [redacted] 号
書留内容証明郵便物として差し出したことを証明します。
郵便事業株式会社

[redacted]

図表1－4　平成24年度の助言・指導、あっせん件数

・総合労働相談件数	106万7,210件	（前年度比　3.8％減）
→うち民事上の個別労働紛争相談件数	25万4,719件	（　同　　0.6％減）
・助言・指導申出件数	10,363件	（　同　　8.1％増）
・あっせん申請件数	6,047件	（　同　　7.1％減）

○　相談内容は『いじめ・嫌がらせ』がトップ

・総合労働相談件数は、5年連続で100万件を超えており、民事上の個別労働紛争に係る相談件数は、高止まりである。

・『いじめ・嫌がらせ』に関する相談は、増加傾向にあり、51,670件。民事上の個別労働紛争相談の中で最も多かった。

○　助言・指導申出件数が過去最多

・助言・指導申出件数は、制度施行以来増加傾向にあり、初めて1万件を超えた。

・あっせん申請件数はやや減少した。

○　迅速な対応

・助言・指導は1か月以内に97.4％、あっせんは2か月以内に93.8％を処理。

出典：「平成24年度個別労働紛争解決制度施行状況」（厚生労働省）

図表1－5　総合労働相談件数および民事上の個別労働紛争件数の推移

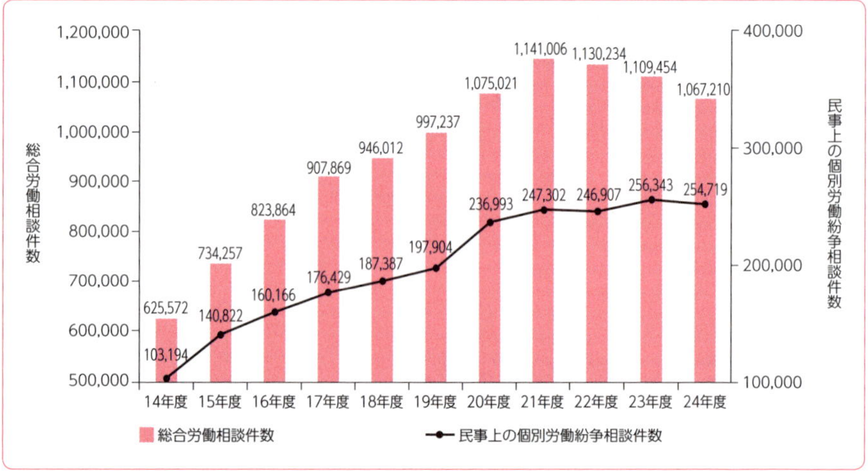

出典：「平成24年度個別労働紛争解決制度施行状況」（厚生労働省）

365日で計算）ですから、1日あたり約4,300件になります。さらに1日の受付時間が8時間であると仮定すれば、稼働時間1時間あたり約540件の相談が全国各地の総合労働相談コーナーに寄せられていることになります。

実際、労働基準監督署では、労働相談の順番待ちをしている光景は珍しくありません。こうした光景は異様ですが、そのトラブルの多くは事業主側が事前の予防策を講じておけば最小限に抑制できたものも少なくないのではないかと推測されます。

2 労働基準監督署の最新調査動向

1 労働基準監督署に駆け込む職員

労使関係のトラブルが起きた場合、逃げ場を失った職員が労働基準監督署に助けを求めて駆け込むことがあります。事前に「労働基準監督署に行く」と宣言するケースもあれば、ある日突然、労働基準監督署の監督官がやって来ることで、初めて職員が駆け込んだ事実がわかるケースもあります。最近は、徹底した守秘義務の関係で、どの職員が駆け込んだのかは一切教えてもらえません。監督官は勤務先である医療機関側が一方的に悪いという意識を持っていることも多く、決して気分のよいものではありません。

労働基準監督署に駆け込まれた場合、労働基準監督署の監督官によって事実確認が行われることになります。事実確認にあたっては、医療機関側にわからないようにこっそりと進められることが少なくありません。典型的な例がサービス残業に伴う未払い賃金の問題ですが、たとえば、タイムカード上では毎日のように労働時間を超過して勤務している一方で、時間外労働に対する対価としての賃金が支払われていないようなケースでは、すでに監督官はタイムカードや給与明細のコピーを手元に置きながら、その検証を密かに進めていますので、逃げようがありません。

2 司法権限を持つ労働基準監督官

医療機関の経営者のなかには、労働基準監督署の調査を軽視し、無視や監督官を恫喝するケースもあり、それをあたかも自慢するように話される方もいます。しかし、労働基準監督官には司法権限が与えられており、違法性が高い事案に関しては、経営者を逮捕へ導くことも可能です。そのため十分に注意しなければなりません。

また、虚偽の報告や書類の改ざんについては悪質な事案として立件されることもあり、現実的に多くの事業所の経営者が逮捕等されていることを考えれば、労働基準監督署の監督官に対しては真摯（しんし）な対応が求められます。

労働基準局長および労働基準監督官の権限

労働基準法第99条

1 労働基準主管局長は、厚生労働大臣の指揮監督を受けて、都道府県労働局長を指揮監督し、労働基準に関する法令の制定改廃、労働基準監督官の任免教養、監督方法についての規程の制定及び調整、監督年報の作成並びに労働政策審議会及び労働基準監督官分限審議会に関する事項（労働政策審議会に関する事項については、労働条件及び労働者の保護に関するものに限る。）その他この法律の施行に関する事項をつかさどり、所属の職員を指揮監督する。

2 都道府県労働局長は、労働基準主管局長の指揮監督を受けて、管内の労働基準監督署長を指揮監督し、監督方法の調整に関する事項その他この法律の施行に関する事項をつかさどり、所属の職員を指揮監督する。

3 労働基準監督署長は、都道府県労働局長の指揮監督を受けて、この法律に基く臨検、尋問、許可、認定、審査、仲裁その他この法律の実施に関する事項をつかさどり、所属の職員を指揮監督する。

4 労働基準主管局長及び都道府県労働局長は、下級官庁の権限を自ら行い、又は所属の労働基準監督官をして行わせることができる。

労働基準法第101条

1 労働基準監督官は、事業場、寄宿舎その他の附属建設物に臨検し、帳簿及び書類の提出を求め、又は使用者若しくは労働者に対して尋問を行うことができる。

2 前項の場合において、労働基準監督官は、その身分を証明する証票を携帯しなければならない。

労働基準法第102条

労働基準監督官は、この法律違反の罪について刑事訴訟法に規定する司法警察官の職務を行う。

書類送検事例

事例1）法定の割増賃金不払で書類送検

足立労働基準監督署は水道工事業者と同社代表取締役を労働基準法違反容疑で東京地方検察庁に書類送検した。

〈事件の概要〉

2009（平成21）年３月１日から12月31日までの間、労働者４名に対し、１日８

時間の法定労働時間を超える時間外労働を行わせた。この場合、時間単価の25%以上の率で計算した割増賃金を支払わなければならないのに、法定の割増率を下回る残業代しか支払っていなかった。同署の是正指導に対し、同社は是正報告書を提出したが、その後も是正しなかった。

事例2）賃金不払残業で書類送検

中央労働基準監督署は北海道労働局との合同捜査のうえ、珈琲喫茶店をチェーン展開している経営会社および代表取締役らを労働基準法違反の容疑で、東京地方検察庁に書類送検した。

〈事件の概要〉

2010（平成22）年6月16日から2011（平成23）年4月15日までの間、労働者8名に対し、法定の労働時間である1日8時間または1週44時間を超えた労働を行わせたにもかかわらず、当該時間外労働に対し、通常の賃金額から2割5分以上の率で計算した割増賃金約179万円を支払わなかった。同署の是正指導に対し、同社は是正期日までに是正しなかった。

事例3）賃金不払で書類送検

中央労働基準監督署は、居酒屋をチェーン展開している経営会社および同社取締役を最低賃金法違反の容疑で東京地方検察庁に書類送検した。

〈事件の概要〉

2010年7月1日から2011年7月31日までの間、千葉県内の居酒屋で働いていた労働者11名に対し、賃金合計約157万円（千葉県最低賃金＝時間給728円）を所定支払日に支払わなかった。同社は、過去にも賃金不払いを繰り返していた。

事例4）違法な時間外・休日労働および割増賃金の不払いなどで書類送検

品川労働基準監督署は、不動産仲介会社および同社の代表取締役らを労働基準法違反の容疑で東京地方検察庁に書類送検した。

〈事件の概要〉

被疑会社は2008（平成20）年9月21日から2009年4月20日までの間、労働者1名に対し、時間外労働・休日労働に関する協定（いわゆる36協定）を締結しないまま、違法な時間外・休日労働をさせた。また、時間外労働と休日労働に対する割増賃金および深夜（午後10時から午前5時まで）における労働に対して、約204万円の割増賃金を支払わなかった。

事例5）月100時間を超える違法な時間外労働で書類送検

大田労働基準監督署は、食料品製造会社と同社の代表取締役を労働基準法違反の容疑で東京地方検察庁に書類送検した。
〈事件の概要〉
被疑会社は、2010年3月15日から5月28日までの間、同社第二工場の労働者10名に対し、当署に届け出た「時間外労働・休日労働に関する協定届（いわゆる特別条項付きの36協定）」で延長することができる限度の1か月100時間を超えて、1か月について2時間23分ないし93時間14分の労働をさせたものである。

事例6）最低賃金法違反容疑で貸しおしぼり業者を書類送検
足立労働基準監督署は、最低賃金を下回る賃金を支払っていた最低賃金法違反容疑で、貸しおしぼり業者と同社の取締役を東京地方検察庁に書類送検した。
〈事件の概要〉
被疑会社は東京都足立区内の工場において、2009年5月21日から9月30日までの間、10名の労働者に対し、東京都最低賃金（時間給766円）以上の賃金を支払わず、また、同年10月1日から11月20日までの間、8名の労働者に対し、東京都最低賃金（時間給791円）以上の賃金を支払わなければならないのに、これを支払わなかった。上記期間において、同社が支払っていた賃金は、最も低い者で時間額600円であった。また、最低賃金不足額は、総額で約79万円であった。なお、同年10月16日、足立署は被疑者に対し、不足賃金を支払うよう行政指導を行っていたが、この行政指導に応じなかったため、書類送検に踏み切った。

事例7）労働者に解雇予告手当および賃金を支払わなかった飲食店業者らを書類送検
大田労働基準監督署は、飲食店（焼肉店）業者および同社代表取締役を労働基準法等違反の容疑で東京地方検察庁に書類送検した。
<事件の概要>
被疑者らは、外国人労働者1名を2009（平成21）年3月に解雇予告手当を支払わずに即日解雇した外国人労働者1名に対する3月21日から3月25日までの4日分の賃金4万円を所定支払期日である翌月25日に全額を支払わなかった。

出典：「送検事例（各年度）」（東京労働局ホームページ）

3 労働基準監督署による定期監査

一般的に、労働基準監督署による調査や指導は、職員の駆け込み等による申告監査のほか、定期的な頻度で実施される定期監査によって実施されます。この定期監査は、基本的に毎年ゴールデンウィーク前後に厚生労働省から発表される「地方労働行政運営方針の策定について」に基づいて、それぞれの地域の労働基準局等が具体的な方針等を出し、各労働基準監督署がその方針に基づいて動くことになります。

この「地方労働行政運営方針の策定について」は、厚生労働省のホームページにおいて毎年公表されます。しかし、ページ数も多く内容が多岐にわたるため、専門家でもなければ全体像を把握して理解することがなかなか難しいのですが、最近では「長時間労働」「未払い賃金」といった点が重点的に調査項目として挙げられており、特殊な勤務体制を有する運送業や医療機関、福祉施設についても具体的な方針が掲げられていますので、一部抜粋して紹介します（図表１－６）。

こうした労働基準監督署からの定期監査については、従来は事前に郵便で文書が送付され、指定された期日に労働基準監督署に出向くケースが多かったのですが、最近では、労働基準監督署の監督官が突然事業所を訪れ、書類を確認したいということで調査が実施されることがあります。もちろん、通常の業務があるなかで突然来られても、業務の段取りが崩れ、さまざまなスケジュールの遂行が狂ってしまいます。その場で対応ができないようであれば、期日を改めて対応する旨を伝え、別日程で調査を受けることはまったく問題ありません。その場合、図表１－７のような調査票を置いていくことがあります。

図表１－６ 平成24年度地方労働行政運営方針の策定について（一部抜粋）

平成24年度地方労働行政運営方針の策定について

～略～

（３）適正な労働条件の整備

ア　過重労働の解消等のための働き方・休み方の見直し

新成長戦略（平成22年６月閣議決定）において、平成32年までの目標として「年次有給休暇取得率70％、週労働時間60時間以上の雇用者の割合を平成20年（2008年）の10％から５割減」とすることが定められている。

しかし、年次有給休暇の取得率は近年5割を下回り、週労働時間60時間以上の労働者の割合は横ばいで推移するとともに、脳・心臓疾患、精神障害に係る労災認定件数が高水準で推移するなど恒常的な長時間労働の実態がみられる。

このため、過重労働による健康障害の防止に向けた取組が重要であることについて事業主等の意識を高め、労働時間を始めとする働き方・休み方の見直しを進めていくことが必要である。

イ　医療現場での勤務環境の改善に向けた取組の推進

新成長戦略を踏まえ、質の高い医療サービスを安定的に提供できる体制を整備するためには、夜勤を含む交代制などにより厳しい勤務環境に置かれている看護師等の「雇用の質」の向上が喫緊の課題である。

このため、「看護師等の『雇用の質』の向上に関する省内プロジェクトチーム」の報告書に基づき、医療機関等の関係者との密接な連携の下、医療行政と共通認識を持ちながら、労働基準行政、職業安定行政及び雇用均等行政の三行政の協働により、看護師等の勤務環境の改善等に向けた取組を推進する必要がある。

～略～

ウ　特定の労働分野における労働条件確保対策の推進

（ウ）介護労働者

介護労働者については、介護事業者の指定について労働法規の違反を欠格事項とすること等を内容とする「改正介護保険法」が平成24年4月1日から施行されることを踏まえ、引き続き法定労働条件の履行確保を図るため、労働基準関係法令の適用について、介護事業の許可権限を有する都道府県等と連携して周知するとともに、計画的に監督指導を実施するなどにより労働基準関係法令の遵守の徹底を図る。

（オ）医療機関の労働者

夜間勤務を行う医療機関の労働者については、依然として長時間労働の実態が認められること等を踏まえ、労働時間管理に問題があると考えられる事業場に対して、引き続き的確な監督指導を実施するなどにより、労働基準関係法令の遵守徹底を図る。

出典：「平成24年度地方労働行政運営方針」（厚生労働省）

図表1－7 労務管理関係書類の準備にあたって

労務管理関係書類の準備にあたって

1．事業場の組織がわかるもの
2．就業規則（賃金規程含む）
3．労働者名簿
4．雇用契約書あるいは労働条件通知書
5．時間外労働休日労働に関する協定書
6．賃金台帳（直近　ヵ月間のもの）
7．労働時間管理を行っているもの（タイムカード等で賃金台帳に該当する労働時間がわかるもの
8．賃金台帳に該当する時間外労働がわかるもの
9．その他労使協定、労使協定届（ある場合）

安全衛生関係書類

10. 安全衛生管理体制に係る書類（組織、規定等）
11. 安全管理者、衛生管理者、産業医選任報告書（写し）
12. 安全衛生委員会等の安全衛生にかかる会議の議事録
13. 定期健康診断などの個人票
14. 定期健康診断などの結果報告書
15. 長時間労働者（1ヵ月80時間以上の時間外・休日労働）のリスト
16. 長時間労働者に対する面接指導に係る規程、基準等
17. 長時間労働者に対する面接指導の実施状況がわかるもの（リスト、問診票あるいはアンケート、面接指導結果を記した書面）
18. 安全衛生教育に係る書類
19. 過去における労働災害の記録（不休災害を含む）

○○労働基準監督署　第○方面
労働基準監督官　○○○○
住所：○○市○○町○○１－１－１
電話：XXX-XXX-XXXX

4 36協定と是正勧告書

労働基準監督署の調査において、多くの医療機関が指導を受ける事項のひとつに「時間外労働・休日労働に関する協定書」の未締結、あるいは定めた基準を超えての長時間労働があります。労働基準法第36条では、法定労働時間を超えて職員を働かせるために、事業所ごとに時間外労働に関する労使協定（36協定）を締結することを求めており、これを労働基準監督署に届け出ることなく時間外労働等をさせている場合は36協定違反となり、労働基準法第119条の罰則規定により６か月以下の懲役、または30万円の罰金の適用を受けることがあります。ただし、通常はいきなり罰則が適用されることはなく、まずは「是正勧告書」という文書を交付されることになります（図表１－８）。

■ 労働基準法第36条（時間外及び休日の労働）

使用者は、当該事業場に、労働者の過半数で組織する労働組合がある場合においてはその労働組合、労働者の過半数で組織する労働組合がない場合においては労働者の過半数を代表する者との書面による協定をし、これを行政官庁に届け出た場合においては、第32条から第32条の５まで若しくは第40条の労働時間（以下この条において「労働時間」という。）又は前条の休日（以下この項において「休日」という。）に関する規定にかかわらず、その協定で定めるところによって労働時間を延長し、又は休日に労働させることができる。ただし、坑内労働その他厚生労働省令で定める健康上特に有害な業務の労働時間の延長は、１日について２時間を超えてはならない。

２　厚生労働大臣は、労働時間の延長を適正なものとするため、前項の協定で定める労働時間の延長の限度その他の必要な事項について、労働者の福祉、時間外労働の動向その他の事情を考慮して基準を定めることができる。

３　第１項の協定をする使用者及び労働組合又は労働者の過半数を代表する者は、当該協定で労働時間の延長を定めるに当たり、当該協定の内容が前項の基準に適合したものとなるようにしなければならない。

４　行政官庁は、第２項の基準に関し、第１項の協定をする使用者及び労働組合又は労働者の過半数を代表する者に対し、必要な助言及び指導を行うことができる。

図表1－8 是正勧告書例

様式第２の１号の２

是正勧告書

平成24年２月１日

医療法人○○○○　○○病院
理事長　○○　○○　　殿

□□労働基準監督署
労働基準監督官　△△　△△

貴事業所における下記労働基準法、労働安全衛生法違反及び自動車運転者の労働時間等の改善のための基準違反については、それぞれ所定期日までに是正の上、遅滞なく報告するように勧告します。

なお、法条項に係る法違反（罰則がないものを除く。）については、所定期日までに是正しない場合又は当該期日前であっても当該法違反を原因として労働災害が発生した場合には、事案の内容に応じ、送検手続をとることがあります。

また、「法条項等」欄に□印を付した事項については、同種違反の繰り返しを防止するための点検責任者を事項ごとに指名し、確実に点検補修を行うよう措置し、当該措置を行った場合にはその旨を報告してください。

法条項等	違反事実	是正期日
労基法第32条	**協定を締結しないで、労働者に時間外労働を行わせていること**	**即　時**
		・　・
労基法第37条	**時間外労働割増賃金、深夜労働割増賃金を法定額以上支払っていないこと**	24・２・28
第１項、第３項	**(平成○年○月○日に遡って不足分を支払うこと)**	・　・
		・　・
		・　・
受領年月日 受領者職氏名	平成24年２月１日 ○○　○○	(　)枚のうち (　)枚目

是正勧告書は労働関係法令に違反する事項に関して、事業所にその是正を求めるものであり、自主的な改善を促し、法律に違反することなく働きやすい環境を整える目的で交付されます。この是正勧告書については法的な拘束力がないことが「札幌労働基準監督官事件」によって示されていますが、法律違反の疑いがかけられていることによる指導であることは間違いなく、無視すれば、罰則の適用をはじめ立件される可能性は高くなります。特に未払い残業代については、賃金の請求権が労働基準法上2年であることから、2年間遡及（そきゅう）して計算したうえで、支払わなければならないケースもあります。基本的に、交渉してその額や期間を小さくできるという性質のものではないため注意が必要です。

一方で、是正勧告書とは別に「指導票」が公布されることがあります（図表1－9）。指導票とは、労働関連法令に違反することはないものの改善したほうが望ましい場合に交付されるものです。指導票には、改善することが望ましいものについて記載されていますが、従わなくても罰則が適用されることはありません。

■ 札幌労働基準監督官事件（札幌地裁・平成2年11月6日判決）

労働基準監督官の発する是正勧告というのは、一般に労働基準監督行政を実施した際に発見した法違反に対する行政指導上の措置に止まるもので、何らの法的効果をも生ずるものではないと解されている。

すなわち、是正勧告はこれにより法違反の状態を当然に変更するものではなく、また、勧告を遵守しない使用者に対し、罰則を科するとか、その他これの遵守を強制する制度も設けられておらず、あくまで勧告を受けた使用者が自主的に勧告にしたがった是正をするのを期待するものに過ぎない。使用者は勧告に従った是正をしなかったとしても、その法的地位に何らの影響も受けないのである。

なお、原告主張の本件是正勧告の内容からして、本件是正勧告も右の意味での是正勧告といえる。

ところで、行政事件訴訟法三条二項の抗告訴訟の対象たる処分とは、当該措置がそれ自体において直接の法的効果を生ずる行為、すなわち、直接に国民の権利自由に対する侵害の可能性のある行為に限られると解される。したがって、何らの法的効果も生じない本件是正勧告が抗告訴訟の対象とならないことは明らかである。

〔中略〕しかしながら、労働基準監督官が検察官に事件を送致するのは、使用者が是正勧告に従わなかったという事実に基づくのではなく、使用者に労働基準法違反が存するという嫌疑に基づくのである。また、労働基準法違反の事実の態様、労働基準監督官の抱く嫌疑の程度によっては、是正勧告を発せずに直ちに検察官に事件を送致することもあれば、是正勧告を発しても事件を検察官に送致しないこともある。さらに、送致された事件が当然に起訴されるわけでもない。

以上のように是正勧告と刑事処分に伴う不利益とを法律上結び付けることができない以上、原告の主張を採用することはできない。

図表1-9 指導票のサンプル

様式第■

指　導　票

平成24年2月1日

医療法人○○○○　○○病院
理事長　○○　○○　　殿

□□労働基準監督署
労働基準監督官　△△　△△

あなたの事業場の下記事項については改善措置をとられるようお願いします。なお、改善の状況については平成　年　月　日までに報告して下さい。

■■■■■	■期日
年次有給休暇の取得率を50％以上に引き上げること	・　・

		・　・
		・　・
受領年月日 受領者職氏名	平成24年２月１日 ○○　○○	(　)枚のうち (　)枚目

5 より高度なコンプライアンスが求められる時代に

最近は行政間の横の連携が強固になってきており、従来の縦割り行政と揶揄されてきた管理から脱却してきている印象を受けます。特に、他の業種より先行している運送業はその典型であると言えますが、運送業の場合は、運輸関係を管轄する運輸局、ドライバーの労務管理を管轄する労働基準監督署、さらには事故発生時の警察署による３行政が相互に連絡・調整を取り合い、それぞれの調査や指導事項を共有しています。

同様に、福祉施設においても都道府県等による監査の内容が労働基準監督署との間で共有され、一部の地域では行政間同士の人的交流に基づいて積極的な情報交換も行われています。そう考えると、今後、医療業界においても必然的な流れとして行政間の情報共有が行われる可能性があり、より高度なレベルでコンプライアンスを求めていく必要があります。特に、これまで「聖域」とされてきた医師職についても、このところ労働基準監督署の調査が頻繁に実施されています。それは医師職の残業問題や宿日直問題がマスメディアでたびたび大きく採り上げられていることからもわかります。

2009（平成21）年１月には東北大学病院で、2004（平成14）年４月の国立大学法人化以降、医師の超過勤務時間を一律に月30時間で打ち切り、適切な残業代を支払っていないことが発覚ました。同年１月７日付けの読売新聞によれば、不払い額の合計は内部調査を行った2006～2007（平成18～19）年度の２年間で約5,500万円にも上り、国から指摘を受けた東北大学病院は延べ約260人に対し、不払い分を支払いました。

同じく、2011（平成23）年３月には福井大学医学部附属病院が福井労働基準監督署から医師の残業代未払いに関して是正勧告を受けています。同年３

月30日付けの福井新聞によれば、福井大学医学部附属病院では宿日直勤務の医師に超過勤務手当の一部を支払わず、2010（平成22）年末までの過去２年間で175人に対して約1,180万円の未払いがあり、福井労働基準監督署の指摘を受けて未払い分を支払いました。

どちらの事案にも共通するのは、病院業務や診療と関係する研究と、残業代の支給対象になりにくい個人的な研究の線引きがはっきりとしておらず、病院側には医師の業務範囲について明確な指針を作成するなど防止策を講じる必要があると言えるでしょう。

3 これだけは押さえたい！ 労働紛争解決の基礎知識

1 個別労働紛争の解決制度

労働トラブルの増加に伴い、2001（平成13）年10月に「個別労働関係紛争の解決の促進に関する法律」が施行され、労使間の紛争を円満に解決する手段として、この法律に基づき「個別労働紛争の解決制度」が整備されました（図表１－10）。

図表１－10 個別労働紛争の解決制度の概要

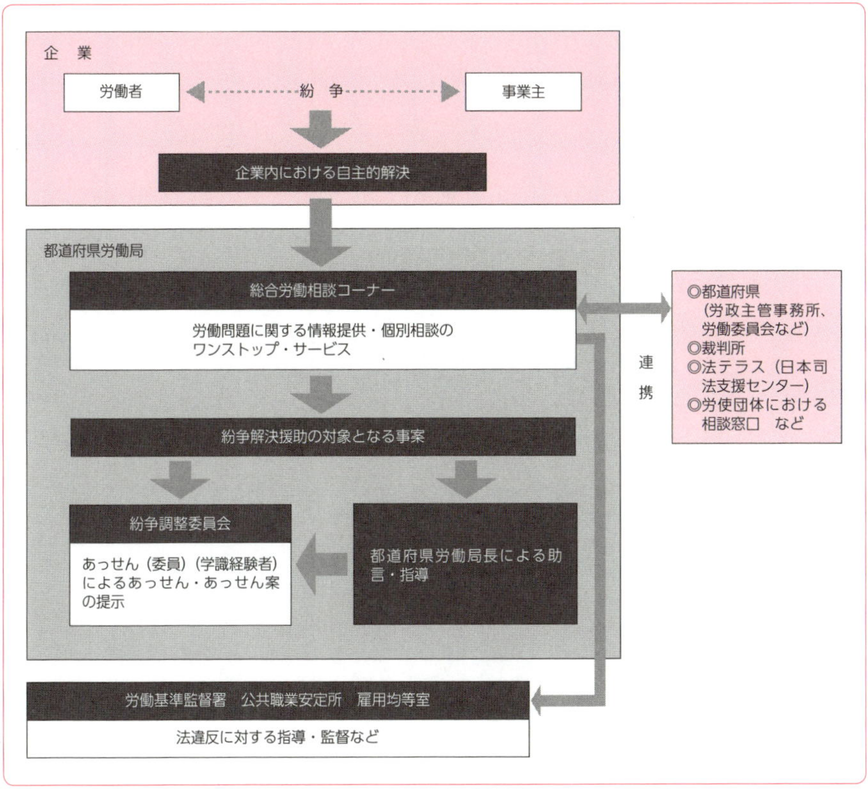

出典：パンフレット「職員のトラブル解決サポートします」（厚生労働省）

図表１－11のグラフを見ると、2002（平成14）年度は年間約10万件程度の利用であったものの、2011（平成23）年度には約25万件利用されており、その数は留まることなく伸び続けていることがわかります。

個別労働紛争の解決制度では、労働条件やその他、労働関係に関する事項の個別労働紛争について、都道府県労働局長が助言や指導をしたり、あっせん制度によって中立的な立場の専門家が入り双方の話し合いのうえ具体的なあっせん案が提示されることで迅速な解決に導くことができることに大きな特徴があります（図表１－12～14）。

そのため、職員が労使間のトラブルによって労働基準監督署に駆け込み、

図表１－11 民事上の個別労働紛争相談件数の推移（就労形態別）

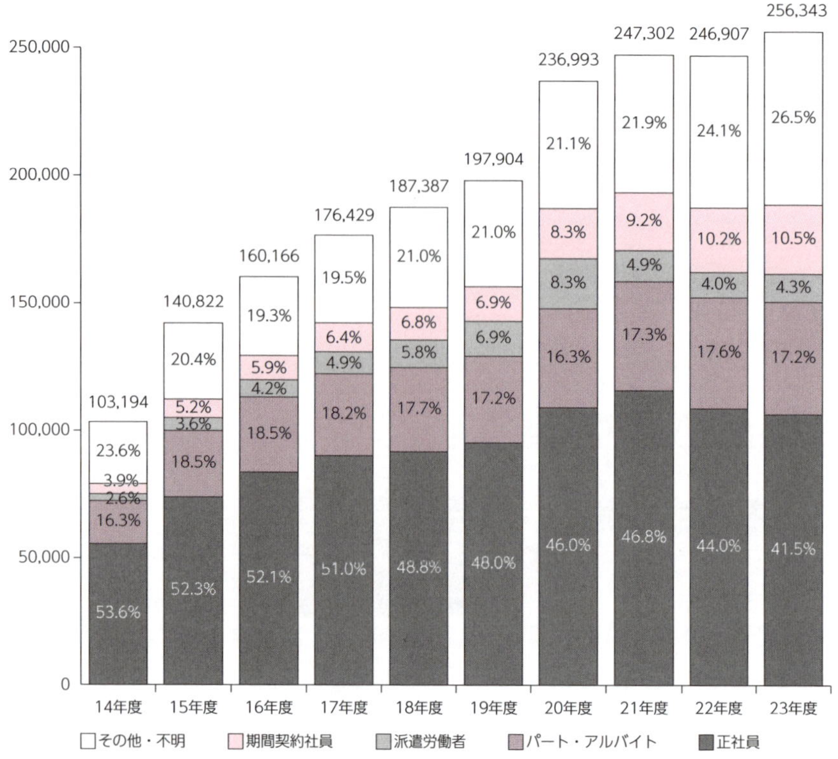

出典：「平成23年度個別労働紛争解決制度施行状況」（厚生労働省）

納得ができない場合には、監督官から「あっせん申請」を促され、弁護士や大学教授、社会保険労務士とった専門家が中立的な立場で解決に向けた労使間の話し合いの場を持ち、無料でトラブルの解決に導くことができます。

この制度は多くの場合、職員側から「あっせん申請」が出されるのですが、事業主側である病院からも出すことができるため、トラブルの解決にあたってゴールが見えなくなった場合に活用されるケースも多々あります。

2 労働審判制度

前述した個別労働紛争の解決制度では、労働トラブル発生時に第三者がその解決に向けてあっせん案を提示することになりますが、労使双方がそのあっせん案に対して納得ができなければ、解決できずに腑に落ちないまま終了ということになります。この場合、他の紛争解決機関についての説明や紹介を受けることになり、その制度が「労働審判制度」です（図表1－15）。

労働審判制度とは、2006（平成18）年4月1日にスタートした制度であり、労働局ではなく裁判所において解決する制度です。簡易裁判のように迅速かつ適切な解決を目的としており、原則として3回以内の期日で審理する

図表1－12　都道府県労働局長による助言・指導の対象

対象となる紛争

対象となる範囲は、労働条件その他労働関係に関する事項についての個別労働紛争です。

- 解雇、雇止め、配置転換・出向、昇進・昇格、労働条件の不利益変更などの労働条件に関する紛争
- いじめ・嫌がらせなどの職場環境に関する紛争
- 会社分割による労働契約の承継、同業他社への就業禁止などの労働契約に関する紛争
- 募集・採用に関する紛争
- その他、退職に伴う研修費用の返還、営業車など会社所有物の破損についての損害賠償をめぐる紛争など

対象とならない紛争

次のような紛争は対象になりません。

- 労働組合と事業主の間の紛争や労働者と労働者の間の紛争
- 裁判で係争中である、または確定判定が出ているなど、他の制度において取り扱われている紛争
- 労働組合と事業主との間で問題として取り上げられており、両者の間で自主的な解決を図るべく話し合いが進められている紛争　　など

出典：パンフレット「職員のトラブル解決サポートします」（厚生労働省）

図表1－13 助言指導申出件数の内訳

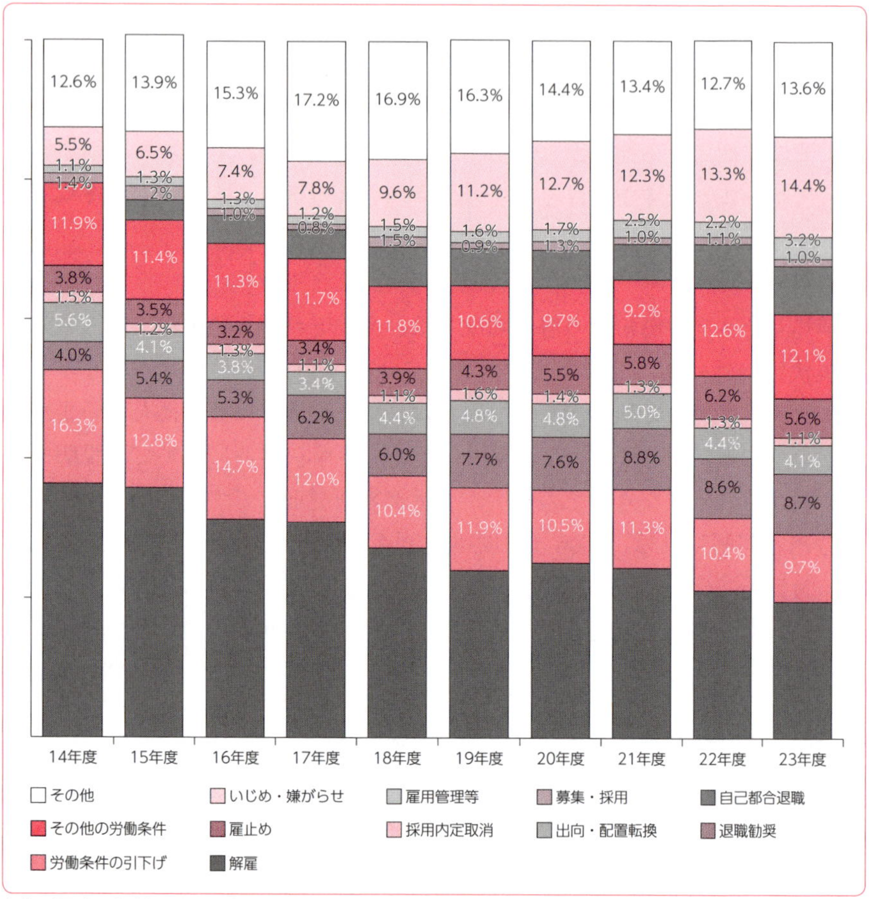

出典：「平成23年度個別労働紛争解決制度施行状況」（厚生労働省）

図表1－14 あっせん申請内容の内訳

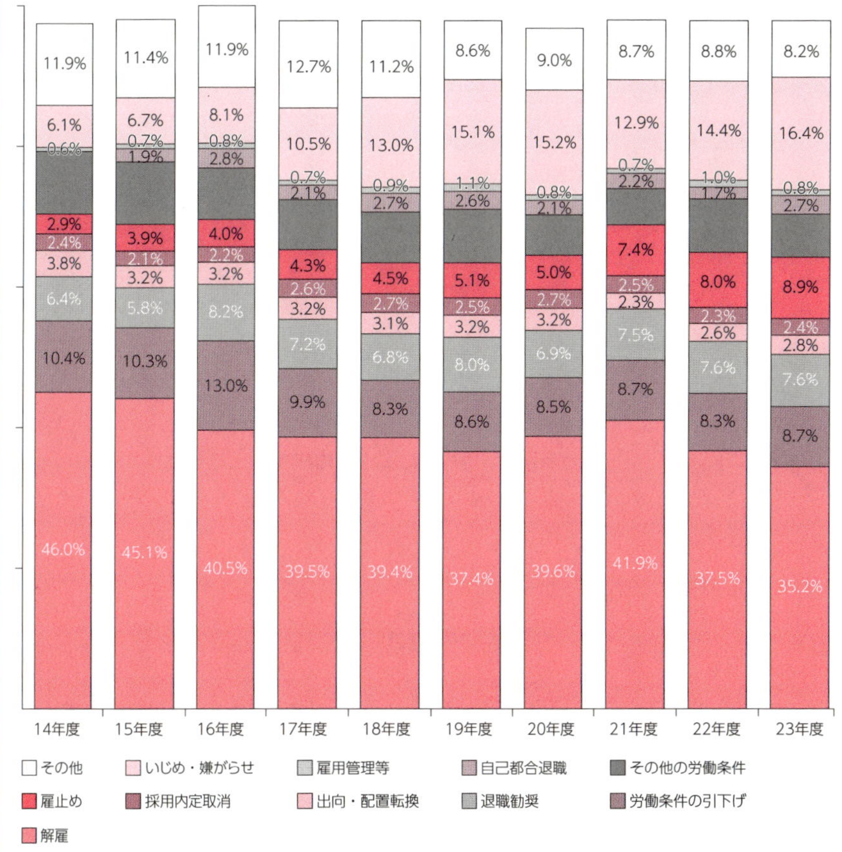

出典：「平成23年度個別労働紛争解決制度施行状況」（厚生労働省）

図表1－15 労働審判制度の概要

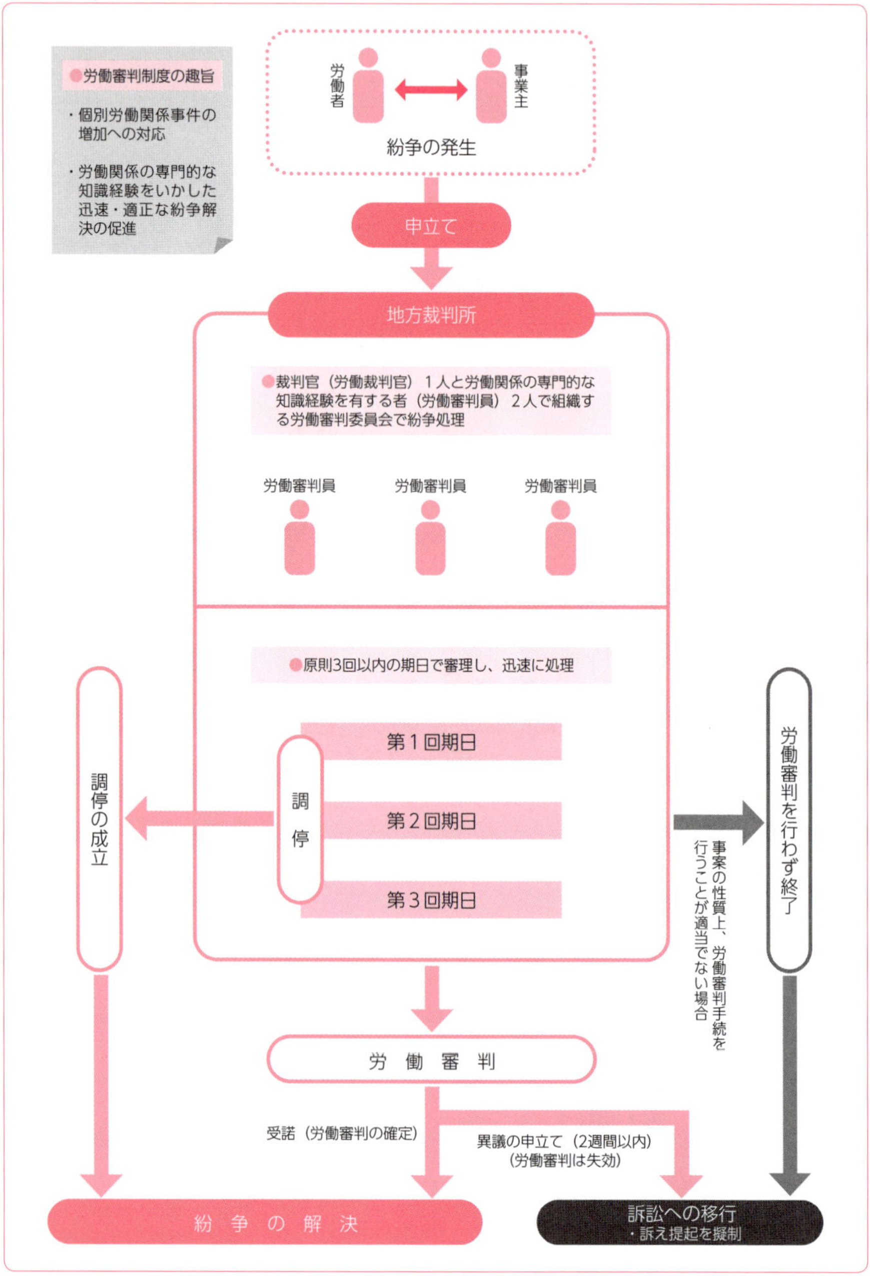

出典：「労働審判法概要図」（首相官邸ホームページ）

ことになります。実際の裁判より時間や費用を安く抑えるためにこの制度が創設されました。

労働審判制度は年間約3,000件を超えて活用されており、審理期間も平均して2～3か月程度で、比較的短期間で解決へ導くことができます。また、この労働審判における決定事項等は実際の裁判と同じ効力を有します。無駄な時間を必要以上に費やすことがないというメリットはあるものの基本的には裁判と同様ですので、参加が強制されます。これに対し、個別労働紛争の解決制度によるあっせん制度には、参加の強制力はなく、理不尽な案件であると思えば、参加を拒否できる点が大きな違いとなります（図表1－16）。

3 労働組合の対処法

労使間のトラブルが発生した場合には、労働基準監督署に駆け込むという方法のほかに、ユニオンといわれる外部の合同労働組合に駆け込むことがあります。本来、労働組合は、ひとつの企業のなかで結成されることが多く、○○病院労働組合と称して活動をしていることになります（企業内労働組合）。しかし、余程の大規模な組織でないかぎり、ひとつの企業体で組織を結成して運営することが困難であることから、最近では業種別に異なる組織に属している職員の一部が集まって組織を結成することが増えています。こうした組織のことを合同労働組合（ユニオン）と呼んでいます。

実際、都市部では電車や市バスなどに「一人でも入れる労働組合～こんなケースに困っていませんか～」といったような広告が掲載され、「相談料無料」といった敷居の低さをPRしています。多くの労働者の目が届きやすい場所にそうした広告が掲載されていますので、相談相手がいない職員は藁（わら）に

図表1－16　あっせん制度（個別労働紛争解決法）と労働審判制度の比較

	個別労働紛争解決法による あっせん制度	労働審判制度
参加	任意（拒否できる）	強制
裁判所の関与	なし	あり
時間	原則1日で終了	原則3回以内の期日の審理

もすがる思いでユニオンに駆け込み、ユニオンという組織のバックアップを受けながら労使間のトラブルについて交渉を重ねていくことになります。

そもそも日本国憲法は第28条において「勤労者の団結する権利及び団体交渉その他の団体行動する権利は、これを保障する」と定めており、労働組合の存在そのものに違法性はありません。それが企業内の単独であっても、あるいは企業や組織を横断した職種や業種の人々によって結成された労働組合であっても同様です。

また、労働組合との交渉等についても「労働組合法」という法律によって労働組合活動が保護されているため、事業主側は真摯な対応をしなければ労働組合法等の関係法令に違反することになります。実際にこうしたケースにおいて裁判で事業主が敗訴しているケースも少なくありません。

ユニオンの加入については水面下で動いているケースが圧倒的であり、その動きをまったく把握できず、ある日突然、「労働組合加入通知書」が内容証明郵便やFAX等によって届けられることになります（図表１－17）。同時に、労働組合加入通知書のみならず、「団体交渉申込書」も一緒に届けられ、

図表１－17　労働組合加入通知書例

平成25年　2月　1日

医療法人　○○会　○○病院
理事長　　△△　△△　殿

×××ユニオン
執行委員長　　組合　一郎　印
同・組合員　○○　○○

労働組合加入通知書

このほど貴法人の労働者○○○○が当労働組合に加入されましたので、ここに、通知いたします。

なお、労働組合法上、貴法人との今後の交渉当事者は、私どもの労働組合が当たることを申し添えておきます。

そのなかに労使間で争い事になっている解雇の撤回や、未払い賃金の請求といった具体的な労働トラブルに関する交渉事項等が記載され、今後の労働組合を交えた団体交渉がスタートすることになります（図表１－18）。

■ 憲法第28条と労働組合法第２条の条文

【日本国憲法　第28条】（勤労者の団結権・団体交渉権その他団体行動権）

勤労者の団結する権利及び団体交渉その他の団体行動をする権利は、これを保障する。

【労働組合法　第２条】（労働組合）

この法律で「労働組合」とは、労働者が主体となって自主的に労働条件の維持改善その他経済的地位の向上を図ることを主たる目的として組織する団体又はその連合団体をいう。但し、左の各号の一に該当するものは、この限りでない。

1．役員、雇入解雇昇進又は異動に関して直接の権限を持つ監督的地位にある労働者、使用者の労働関係についての計画と方針とに関する機密の事項に接し、そのためにその職務上の義務と責任とが当該労働組合の組合員としての誠意と責任とに直接にてい触する監督的地位にある労働者その他使用者の利益を代表する者の参加を許すもの。

2．団体の運営のための経費の支出につき使用者の経理上の援助を受けるもの。但し、労働者が労働時間中に時間又は賃金を失うことなく使用者と協議し、又は交渉することを使用者が許すことを妨げるものではなく、且つ、厚生資金又は経済上の不幸若しくは災厄を防止し、若しくは救済するための支出に実際に用いられる福利その他の基金に対する使用者の寄附及び最小限の広さの事務所の供与を除くものとする。

3．共済事業その他福利事業のみを目的とするもの。

4．主として政治運動又は社会運動を目的とするもの。

図表1－18 団体交渉申入書例

平成25年　2月　1日

医療法人　○○会　○○病院
理事長　　△△　△△　殿

×××ユニオン
執行委員長　　組合　一郎　印
同・組合員　○○　○○

団体交渉申入書

下記要領にて、ここに団体交渉を申し入れます。

記

1）日時
平成25年2月6日（水）から同年2月8日（金）の間で、労使双方が合意しうる日時

2）場所
○○病院内

3）出席者
当労組側　当労組交渉委員5名以内および当該組合員、合計6名以内
貴法人側　貴法人理事長またはその委任を受けた当事者能力のある任意の人格と員数

4）協議事項
（1）パワーハラスメントについて
（2）当組合員○○○○の未払残業代の請求について

5）回答期限
この申し入れに対する回答は、2月4日（月）午後5時までに、郵送またはファクシミリにより文書にて行うこと。

6）連絡先及び回答送付先
〒XXX-XXXX　　○○市○○区○○町○－○－○　○○○ビル5階
×××ユニオン　　執行委員長　　組合　一郎
TEL：052-XXX-XXX　　FAX：052-XXX-XXXX

7）ご注意
この申入書は労働組合法第6条に基づくものであり、この申し入れを正当な理由無く拒否または無視することは、労働組合法第7条の不当労働行為となりますので、十分ご注意下さい。

4 団体交渉はどのように進めるべきか

労働組合との交渉は、その指定された日時に必ずしも応じる必要はありませんが、真摯な対応をしなければなりません。これは労働組合法第７条（不当労働行為）において正当な理由なく交渉を拒んだりすることが禁止されているためであり、違反すれば労働組合法違反ということで、多くの場合、労働組合が都道府県の労働委員会に対して、救済を申し立てることになります。そして、この申し立てにより、労働委員会は不当労働行為となるか否かを審査のうえ判断することになり、不当労働行為と判断されれば、救済命令が発令、事業主である医療機関側がこの救済命令に従わない場合には、不履行の日数１日につき10万円以下の過料に処せられることになります。

前述のとおり、労働組合の結成や団体交渉は、日本国憲法においても明確に定められ保護されていますので、争い事になった場合、医療機関側が不利な立場になる可能性は極めて高いと考えてよいでしょう。

■ 労働組合法第７条（不当労働行為）

使用者は、次の各号に掲げる行為をしてはならない。

一　労働者が労働組合の組合員であること、労働組合に加入し、若しくはこれを結成しようとしたこと若しくは労働組合の正当な行為をしたことの故をもつて、その労働者を解雇し、その他これに対して不利益な取扱いをすること又は労働者が労働組合に加入せず、若しくは労働組合から脱退することを雇用条件とすること。ただし、労働組合が特定の工場事業場に雇用される労働者の過半数を代表する場合において、その労働者がその労働組合の組合員であることを雇用条件とする労働協約を締結することを妨げるものではない。

二　使用者が雇用する労働者の代表者と団体交渉をすることを正当な理由がなくて拒むこと。

三　労働者が労働組合を結成し、若しくは運営することを支配し、若しくはこれに介入すること、又は労働組合の運営のための経費の支払につき経理上の援助を与えること。ただし、労働者が労働時間中に時間又は賃金を失うことなく使用者と協議し、又は交渉することを使用者が許すことを妨げるものではなく、かつ、厚生資金又は経済上の不幸若しくは災厄を防止し、若しくは救済するための支出に実際に用いられる福利その他の基金に対する使用者の寄附及び最小限の広さの事務所の供与を除くものとする。

四　労働者が労働委員会に対し使用者がこの条の規定に違反した旨の申立てをしたこと若しくは中央労働委員会に対し第二十七条の十二第一項の規定による命令に対する再審査の申立てをしたこと又は労働委員会がこれらの申立てに係る調査若しくは審問をし、若しくは当事者に和解を勧め、若しくは労働関係調整法（昭和二十一年法律第二十五号）による労働争議の調整をする場合に労働者が証拠を提示し、若しくは発言をしたことを理由として、その労働者を解雇し、その他これに対して不利益な取扱いをすること。

不当労働行為の例（労働組合法第７条違反）

〔不当労働行為として禁止される行為〕

（1）　組合員であることを理由とする解雇その他の不利益取扱いの禁止（第１号）

イ　労働者が、
・労働組合の組合員であること
・労働組合に加入しようとしたこと
・労働組合を結成しようとしたこと
・労働組合の正当な行為をしたこと
を理由に、労働者を解雇したり、その他の不利益な取扱いをすること。

ロ　労働者が労働組合に加入せず、又は労働組合から脱退することを雇用条件とすること（いわゆる黄犬契約）。

（2）　正当な理由のない団体交渉の拒否の禁止　（第２号）

使用者が、雇用する労働者の代表者と団体交渉をすることを、正当な理由なく拒むこと。

※　使用者が形式的に団体交渉に応じても、実質的に誠実な交渉を行わないこと（「不誠実団交」）も、これに含まれます。

（3）　労働組合の運営等に対する支配介入及び経費援助の禁止　（第３号）

イ　労働者が労働組合を結成し、又は運営することを支配し、又はこれに介入すること。

ロ　労働組合の運営のための経費の支払いにつき経理上の援助を与えること。

（4）　労働委員会への申立て等を理由とする不利益取扱いの禁止　（第４号）

労働者が労働委員会に対し、不当労働行為の申立てをし、若しくは中央労働委員会に対し再審査の申立てをしたこと、又は労働委員会がこれらの申立てに関し調査若しくは審問をし、若しくは労働争議の調整をする場合に労働者が証拠を提示し、若しくは発言したことを理由として労働者を解雇し、その他の不利益な取扱いをすること。

出典：「不当労働行為事件の審査　不当労働行為救済制度とは」（厚生労働省中央労働委員会）

また、労働組合と団体交渉を行う場合、事業主には団体交渉の応諾（おうだく）義務がありますが、単純に応じるだけでは不十分であり、誠実に対応しなければいけません。そのため、団体交渉を故意に先送りしようとする行為や権限がない関係者が団体交渉に参加し、経営者に伝えるといった対応も誠実義務違反になるため、注意が必要となります。

実際、労働裁判例（カール・ツアイス事件［東京地裁・平成元年９月22日判決］）を紐解くと、「使用者には、自己の主張を相手方が理解し、納得することを目指して、誠意をもって団体交渉に当たらなければならず、労働組合の要求や主張に対する回答や自己の主張の根拠を具体的に説明したり、必要な資料を呈示するなどし、また、結局において労働組合の要求に対し譲歩することができないとしても、その論拠を示して反論するなどの努力をすべき義務があるのであって、合意を求める労働組合の努力に対しては、右のような誠実な対応を通じて合意達成の可能性を模索する義務があるものと解すべきである」と示していることからも、不誠実な対応は、新たなトラブルの火種をつくることになると考えてよいでしょう。

不誠実対応の例

事例１）東北測量事件（最高裁・平成６年６月13日判決）

使用者が、自己の主張の論拠や具体的資料を示すなど、組合の理解を求める努力をすることなく、組合要求を拒絶し自己の主張を繰り返すのみであった事案につき、会社は誠実に団体交渉に応じなかった等として不当労働行為とした労働委員会の命令が支持された。

事例２）大阪特殊精密工業事件（大阪地裁・昭和55年12月24日判決）

賃上げや夏季一時金問題についての団体交渉に代表取締役自らはほとんど出席

することなく、その応対を専務取締役に任せきりにし、かつ具体的な資料を示さずゼロ回答に終始することは、誠意をもって団交を行ったとはいえないことから不当労働行為に当たるとされた。

事例３）清和電器工業事件（最高裁・平成５年４月６日判決）

使用者は労働者の代表者と団体交渉をするに当たって誠実に行わなければならないことは当然であり、会社の文書のみによる回答が適法な団体交渉の範疇に属するとは到底認められず、団体交渉は労使双方が互いの意見を誠実に述べ合って労働条件についての合意に達するように努力することが本来の在り方であるから、口頭による方式が通常行われているところであり、また、それが原則であることから不当労働行為とされた。

このような労働組合との団体交渉は、通常は過大な要求を突き付けられることが多いことから長期戦となるケースが少なくありません。長期戦に持ち込み、事業主側に折れさせることを狙って交渉を重ねてきます。また、ひと言ふた言と揚げ足を取ってきて、何かあれば「不当労働行為」と連呼するケースもあります。通常の業務の合間に対応しなければならない精神的な負担を考えると、早い段階から弁護士や社会保険労務士といった専門家に相談しながら対応することが、結果として、早期解決につながることは言うまでもありません。

第2編

問題のある職員は
採用時に見抜く！
失敗しない人材獲得術

1 採用面接で応募者の能力と適正を判断する

1 採用面接における判断ポイント

慢性的な人材不足が続く医療機関の場合、採用活動を行っても何か月間にもわたって応募者がいないというケースは珍しくなく、地方に足を伸ばせば、複数の応募者から選別するということすらできない光景が見られます。そのため、応募者が現れると決して逃すまいと面接時に十分な確認をすることなく、すぐに採用を決定してしまうことがありますが、こうしたことが実は後々のトラブルの遠因となり、採用時にもう少しいろいろと確認すべきであったと悔やむ事務長や院長は決して少なくありません。

大病院の勤務経験がある応募者なら、職務遂行能力もマネジメント力も優れているであろうと勝手に推測をして、高い処遇で迎えることがあります。しかし、実際に勤務をしてもらうと実はまったくの期待外れであり、それを理由に勝手に労働条件を引き下げたり、解雇するケースも散見されます。

こうしたことを防止するには、可能な限り採用に時間をかけるべきであり、面接はその人物を見抜く重要な時間であると考えるべきです。特に能力面については、具体的にどういった業務を遂行してきたのかということを事務長単独による面接ではなく、現場で一緒に働く予定の職員も交えて質問する必要があり、事前にそれぞれの部門内にて職務分析をしてもらったものを参考に、本人にチェックをしてもらうといった方法を考えたほうがよいでしょう（図表２－１）。

こうしたことを採用面接時に確認をすることによって、賃金決定にあたっての大きな参考資料ができ、能力のレベルによっては賃金決定の客観的なルールとして設定することもできます。

2 面接時に確認してはいけない事項

採用面接にあたっては、いろいろと本人のさまざまな属性を聞きたいところですが、本人の家庭環境や思想といった業務とは関連性のない事項につい

図表2－1 対応できる業務内容の確認方法

・現在の職場の職務分析を行うか、各種団体等が発表している業務一覧のようなものを独自にまとめてみる。
・チェックを本人に入れてもらうために多少時間がかかるが、どの程度まで業務ができるかの確認はミスマッチ防止のために必要である。

■ 看護師業務実態調査

過去3年以内について「○」をつける

		しばしば対応していた	少し対応したことがある	対応したことがない
検査	動脈ラインからの採血			
	直接動脈穿刺による採血			
	動脈ラインの抜去・圧迫止血			
	トリアージのための検体検査の実施の決定			
	トリアージのための検体検査結果の評価			
	治療効果判定のための検体検査の実施の決定			
	治療効果判定のための検体検査結果の評価			
	手術前検査の実施の決定			
	単純X線撮影の実施の決定			
	単純X線撮影の画像評価			
	CT、MRI検査の実施の決定			
○○				

出典：「看護師業務実態調査」（厚生労働省）より抜粋

ては、人権上の問題から聞くことができないものとして、厚生労働省よりハローワークを通じて周知活動が行われています（図表２－２）。この「公正な採用選考について」の基準に違反したとしても罰則はありませんが、不必要なトラブルを招かないためにも聞くべきではないでしょう。

この他、勤務できる労働日や労働時間を巡ってトラブルが多いパートタイマーについては、採用面接時に図表２－３のような面接確認表に必要事項を記入してもらうとよいでしょう。

図表２－２ 公正な採用選考について

１　公正な採用選考について

（１）採用選考の基本的な考え方

ア　採用選考に当たっては

・応募者の基本的人権を尊重すること

・応募者の適性・能力のみを基準として行うこと

の２点を基本的な考え方として実施することが大切です。

イ　公正な採用選考を行う基本は

・応募者に広く門戸を開くこと

言いかえれば、雇用条件・採用基準に合った全ての人が応募できる原則を確立することです。

・本人のもつ適性・能力以外のことを採用の条件にしないこと

つまり、応募者のもつ適性・能力が求人職種の職務を遂行できるかどうかを基準として採用選考を行うことです。

就職の機会均等ということは、誰でも自由に自分の適性・能力に応じて職業を選べることですが、このためには、雇用する側が公正な採用選考を行うことが必要です。

（２）公正な採用選考を行うためには……

ア　公正な採用選考を行うことは、家族状況や生活環境といった、応募者の適性・能力とは関係ない事柄で採否を決定しないということです。そのため、応募者の適性・能力に関係のない事柄について、応募用紙に記入させたり、面接で質問することなどによって把握しないようにすることが重要です。これらの事項は採用基準としないつもりでも、把握すれば結果としてどうしても採否決定に影響を与えることになってしまい、就職差別につながるおそれがあります。

イ　なお、個人情報保護の観点からも、職業安定法第5条の4及び平成11年告示第141号により、社会的差別の原因となるおそれのある個人情報などの収集は原則として認められません。（注：これらの法令中の「公共職業安定所等」「職業紹介事業者等」には、「労働者の募集を行う者」も含まれます。）

ウ　『応募用紙』については、新規中卒者は「職業相談票（乙）」、新規高卒者は「全国高等学校統一応募書類」を用いることとされています。また新規大卒者は「新規大学等卒業予定者用標準的事項の参考例」又は「JIS規格の様式例に基づいた履歴書」、一般は「JIS規格の様式例に基づいた履歴書」を用いるようにし、雇用主が独自に応募用紙やエントリーシート（インターネット上の応募入力画面）の項目・様式を設定する場合は、適性と能力に関係のない事項を含めないよう留意しましょう。

エ　『面接』を行う場合についても、職務遂行のために必要となる適性・能力を評価する観点から、あらかじめ質問項目や評価基準を決めておき、適性と能力に関係のない事項を尋ねないよう留意しましょう。また、応募者の基本的人権を尊重する姿勢、応募者の潜在的な可能性を見いだす姿勢で臨み、できるだけ客観的かつ公平な評価を行うようにしましょう。

（3）採用選考時に配慮すべき事項

次のaやbのような適性と能力に関係がない事項を応募用紙等に記載させたり、面接で尋ねて把握することや、cを実施することは、就職差別につながるおそれがあります。

〈a.　本人に責任のない事項の把握〉
・本籍・出生地に関すること（注：「戸籍謄（抄）本」や本籍が記載された「住民票（写し）」を提出させることはこれに該当します）
・家族に関すること（職業、続柄、健康、地位、学歴、収入、資産など）※注：家族の仕事の有無・職種・勤務先などや家族構成はこれに該当します
・住宅状況に関すること（間取り、部屋数、住宅の種類、近郊の施設など）
・生活環境・家庭環境などに関すること
〈b.　本来自由であるべき事項（思想信条にかかわること）の把握〉
・宗教に関すること

・支持政党に関すること
・人生観、生活信条に関すること
・尊敬する人物に関すること
・思想に関すること
・労働組合・学生運動など社会運動に関すること
・購読新聞・雑誌・愛読書などに関すること

〈c. 採用選考の方法〉
・身元調査などの実施（注：「現住所の略図」は生活環境などを把握したり身元調査につながる可能性があります）
・合理的・客観的に必要性が認められない採用選考時の健康診断の実施

出典：「公正な採用選考について」（厚生労働省）

3 採用時の健康管理調査

人材確保が難しい状況が続くなか十分な面接をすることなく応募者を採用したため、すぐに健康問題が発覚し、解雇したいというようなケースもあります。特に最近では、採用した職員がHIVに感染していたり、あるいはC型肝炎等に罹患していたことによる退職強要が時折ニュースでも採り上げられており、医療機関関係者にとっては気掛かりなことではないかと思います。

2010（平成22）年４月、愛知県内の大手病院で働いていた30代の看護師がHIV感染の発覚により退職に追い込まれました（病院側は退職勧奨を否定）。同年４月30日付けの東京新聞によれば、看護師は2009（平成21）年９月、勤務中に過労で倒れ、院内で治療を受けた際に病院側が本人に無断で採血検査を実施し、HIV感染の疑いが判明。翌日、他の医療機関で詳細な検査を受け、感染が確定しました。看護師は別な病気で休暇を取ったあと、病院側との話し合いのなかで、職場復帰に支障がないことが明記された診断書を示したものの、副施設長から「うちでは看護職は続けられない。他の理解ある病院に面倒を見てもらっては」と言われ、辞表を提出したそうです。

また、2012（平成24）年１月には、HIV感染の検査をした大学病院が感染を無断で勤務先の病院に伝えたために退職を余儀なくされたとして、20代の看護師が両病院を経営する２法人を相手に、慰謝料など計約1,100万円の損害賠償を求める訴訟を起こしています。同年１月13日付けの毎日新聞によれ

図表2－3 面接確認表

面接確認表

恐れ入りますが、採用にあたって希望等をお聞かせ下さい。

氏　名　　　　　　　　　　（生年月日　　　　年　　月　　日）年齢　　　歳

1）希望職種…（受付事務･看護師･理学療法士･作業療法士･放射線技師･○○師）
　　　夜勤は（　不可　・　月　　回程度、週　　回程度可能）

2）パートタイマー勤務形態
　パート希望の方は、希望の曜日時間帯に「○－○」を書いて下さい。

	0	1	2	3	4	5	6	7	8	9	10	11	12	13	14	15	16	17	18	19	20	21	22	23
記載例									○							○								
月曜日																								
火曜日																								
水曜日																								
木曜日																								
金曜日																								
土曜日																								
日曜日																								

3）いつから勤務することができますか？
　　　平成　　年　　月　　日頃～

4）前職での給与額及び希望給与額を差し支えなければご記入下さい。
　前職での給与額…　時給　　円／総額　　円程度（手取り　　円程度）
　希望給与額…　　　時給　　円／総額　　円程度（手取り　　円程度）

5）その他の希望（チェックを入れる）
　☐所得税法の扶養の範囲内で働きたい（年収103万円未満）
　☐配偶者の健康保険の被扶養者として働きたい（年収130万円未満／原則）
　☐その他

ありがとうございました。

ば、この看護師は勤務先の病院から「患者への感染リスクがあるので休んでください」などと言われ、休職期間を挟んだのちに退職。「診療情報が患者の同意なく別の病院に伝わったのは医師の守秘義務に反する」と主張しているそうです。

確かに、患者側の立場で考えると、自分にも感染してしまうのではないかと不必要に不安を煽られますし、医療機関としては、患者離れを招いてしまうのではないかと思ってしまうこともあるでしょう。その結果、健康問題を抱える職員に対し退職を強要することになるのですが、解雇を巡ってトラブルに発展すれば、人権上の問題を含めてマスメディアに大きく報道されることもあるため注意が必要です。

このようなトラブルを未然に防止するために、厚生労働省は「職場におけるエイズ問題に関するガイドラインについて（基発第75号・職発第97号・平成７年２月20日）」を定め、啓蒙活動を進めていますが、あくまでも法律ではなくガイドラインであり、罰則規定はありません。そのためトラブルが絶えないのですが、医療機関としては、次の２点の対策が必要です（図表２－４）。

①面接時に病歴等を確認する

②患者や他の医療従事者に感染をさせない職場を用意する

①については、HIVに限ることなく他の持病等についても確認をしておくとよいでしょう（図表２－５）。しかし、必要以上に本人のプライバシーに踏み込むとさまざまな問題が生じやすくなってしまうため、確認することを予め応募者に伝え、回答したくない場合の逃げ道も用意するといった配慮も必要となります。もちろん、感染していたことを理由に差別的な扱いをすればトラブルの元となります。②についても当然ながら事前に検討しておく必要があることは言うまでもありません。

図表2－4 職場におけるエイズ問題に関するガイドラインについて（一部抜粋）

基発第75号
職発第97号
平成７年２月20日

職場におけるエイズ問題に関するガイドラインについて

1　趣旨

我が国においては、現在のところ、報告された数を見るかぎりHIV（ヒト免疫不全ウイルス）感染者（以下「感染者」という）の数は国際的に見て多くないものの、今後増加するおそれもあることから、その前にエイズ（後天性免疫不全症候群）の予防対策を積極的に講じていく必要がある。

現在、我が国の感染者の大部分は20～40歳代であり、働き盛りの年齢層に集中していることを踏まえると、すべての労働者が健康な勤労者生活を送ることができるためには、職場におけるエイズ予防対策が重要である。このためには職場において、労働者に対し、原因となるウイルス、感染経路等、エイズに関する正しい知識を提供し、感染の危険性の高い行動の回避を呼びかけるとともに、HIVに感染していることが分かった場合の適切な対応の仕方を伝える等のエイズ教育を行っていく必要がある。

他方、職場において感染者やエイズ患者を適切に受け入れる環境を作っていくことも急務となっている。このためには、労働者に対し、HIVが日常の職場生活では感染しないことを周知徹底し、職場において同僚の労働者等の科学的に根拠のない恐怖や誤解、偏見による差別や混乱が生じることを防止するとともに、感染者やエイズ患者が、仕事への適性に応じて働き続けることができるようにする必要がある。

このようなことから、事業者は、２に掲げる職場におけるエイズ対策の基本的考え方を参考にし、エイズ問題に対する基本的な方針を作り、エイズ対策に自主的に取り組むことが望ましい。

なお、本ガイドラインは、労働者が通常の勤務において業務上HIVを含む血液等に接触する危険性が高い医療機関等の職場は想定していない。

2　職場におけるエイズ対策の基本的考え方

(エイズ教育)

（1）事業者は、職場において労働者に対しエイズ教育を行い、エイズに関する正しい知識を提供すること。

（2）事業者は、エイズ教育や相談等の企画、実施に当たって産業医に中心的役割を担わせること。

(HIV検査)

(3) 職場におけるHIV感染の有無を調べる検査(以下「HIV検査」という)は、労働衛生管理上の必要性に乏しく、また、エイズに対する理解が一般には未だ不十分である現状を踏まえると職場に不安を招くおそれのあることから、事業者は労働者に対してHIV検査を行わないこと。

(4) 事業者は、労働者の採用選考を行うに当たって、HIV検査を行わないこと。

(5) 労働者が事業場の病院や診療所で本人の意思に基づいてHIV検査を受ける場合には、検査実施者は秘密の保持を徹底するとともに、検査前及び結果通知の際に十分な説明及びカウンセリングを行うこと。

(HIV感染の有無に関する秘密の保持)

(6) 事業者は、HIV感染の有無に関する労働者の健康情報については、その秘密の保持を徹底すること。

(雇用管理等)

(7) 事業者は職場において、HIVに感染していても健康状態が良好である労働者については、その処遇において他の健康な労働者と同様に扱うこと。また、エイズを含むエイズ関連症候群に罹患(りかん)している労働者についても、それ以外の病気を有する労働者の場合と同様に扱うこと。

(8) HIVに感染していることそれ自体によって、労働安全衛生法第68条の病者の就業禁止に該当することはないこと。

(9) HIVに感染していることそれ自体は解雇の理由とならないこと。

(不慮の出血事故等における感染の予防)

(10) 事業者は、職場における労働者等の不慮の出血事故の際の労働者へのHIV感染の予防のため、労働者に対する応急手当の方法の教育、ゴム手袋の備付け等の必要な措置を講ずること。

出典:「職場におけるエイズ問題に関するガイドラインについて」(厚生労働省)

図表2－5 採用時の病歴確認シート

持病等の申告書

氏　名	

以下について申告致します。

持　病	1．抱えている病歴 通常業務に支障　有　・　無 2．その他の疾患（通院しているもの） □有（具体的に記載／　　　　　　　　　　） □無

4 試用期間の重要性

職員の問題行動は、採用後数か月経過したあとに、その問題が顕著になることがあります。通常、採用後には試用期間という制度があり、試用期間終了後に本採用という流れになるのですが、試用期間とは本来、発揮する能力や適格性等を確認する場となっているはずです。しかしながら、就業規則において試用期間についての定めはあるものの、厳密にその制度を運用している医療機関は極めて少なく、都合のよいときだけ「試用期間」という制度を持ち出すケースが一般的ではないかと思います。

そもそも、採用時には他の医療機関において問題行動を繰り返してきた職員であっても借りてきた猫のように大人しいケースが多く、何となく不自然さを感じながらそのまま数週間、数か月といった期間が知らず知らずの間に過ぎてしまいます。そして、さまざまな問題行動が顕在化し、解雇しようと思った頃には、多くの場合、すでに試用期間は満了しています。

このような問題を防止するためには、試用期間という制度を徹底的に利用することをお勧めします。具体的には、試用期間とはどのような制度であるのかということを採用時に応募者に正しく伝え、さらには、試用期間中に求めることや解雇事由についても面と向かってキチンと伝えるのです。そして、その運用を確かなものにするために、雇用契約書についても、単純に「試用期間３か月間」とのみ記載するのではなく、試用期間専用の雇用契約書を締結し、その後、本採用となった際に改めて本採用としての雇用契約を締結するとよいのではないかと思います（図表２－６）。

図表２－６ 試用期間専用の雇用契約書例

雇用契約書（試用期間用）

フリガナ		性別	生年月日	年　　月　　日
氏　名				
現住所				

職種		従事する業務	
雇用期間	年　　月　　日より	基本給	円
（試用期間）	年　　月　　日まで	○○手当	円
試用期間後の本採用	正職員として本採用をする	○○手当	円
		総支給額	
		出張に要す費用	実費のみ支給する
		通信に要する費用	支給しない
本採用にあたっての期待水準（すべてに該当）	1．従業員の能力 ○○ができるレベルを想定 2．職員の健康状態 試用期間中の欠勤が○○日未満であること 3．職員の意欲・態度 所属長や患者に対して反抗的な態度を取らないこと	賃金締切日	毎月○○日締切
		賃金支払日	毎月○○日支払
		給与の支払方法	指定金融機関口座への振込み
		支払時の控除	社会保険料・雇用保険料・所得税・住民税

<table>
<tr><td>本採用に
あたっての
連絡通知</td><td>期間満了の1ヵ月前まで
に行う</td><td>賞　与</td><td>支給しない
試用期間終了後は
試用期間中の期間も
算入して計算する</td></tr>
<tr><td rowspan="2">就業時間
（原則）</td><td rowspan="2">時　　分より
時　　分まで
（うち休憩時間　　分）
ただし、勤務シフトが
ある場合は
そのシフトに応じて
勤務する。</td><td>退職金</td><td>支給しない
試用期間終了後は
試用期間中の期間も
算入して計算する</td></tr>
<tr><td>退職申し出</td><td>原則として退職希望
日の1ヵ月前までに
書面で申し出ること</td></tr>
<tr><td>時間外労働
及び
休日労働</td><td>業務の都合や突発的業務
により有
（業務と関連性がないこ
とで自主的に出勤をする
場合は労働時間として扱
わないことがある）</td><td rowspan="5">契約期間中
の解雇</td><td rowspan="5">以下に該当する場合は、試用期間中であっても雇用契約を解除する。
1．就業規則に定める懲戒解雇事由に該当した場合
2．面接時に申し述べた内容・履歴書の記載事由に虚偽があり、その程度が重大な場合
3．その他、就業規則に定める解雇事由に該当した場合</td></tr>
<tr><td>勤務地
（原則）</td><td></td></tr>
<tr><td>配置転換・
出向職種
変更</td><td>有　・　無</td></tr>
<tr><td>勤務日
（原則）</td><td>日・月・火・水・木・金・
土・祝</td></tr>
<tr><td>休日
（原則）</td><td>日・月・火・水・木・金・
土・祝</td></tr>
<tr><td>休暇</td><td colspan="3">年次有給休暇……………………… 就業規則による
その他の休暇……………………… 就業規則による</td></tr>
<tr><td>その他</td><td colspan="3"></td></tr>
</table>

上記以外の労働条件等については就業規則及び関連諸規程によります。

年　　月　　日

病　院

印

職　員

印

なお、疑心暗鬼になり過ぎてしまい問題職員対策として試用期間を１年以上に設定するケースが稀にみられますが、適切な長さとは言えません。本来の制度の主旨に照らし合わせて考えれば、適格性を判断するにあたって１年を超える期間が必要であるとは考え難く、３か月から最長でも６か月程度の長さが妥当な期間ではないかと考えます。

労働判例／ブラザー工業事件（名古屋地裁・昭和59年３月23日判決）

試用期間中の労働者が不安定な地位に置かれるものであるから、合理的範囲を越えた長期の試用期間の定めは公序良俗に反し、その限りにおいて無効であるとし、見習社員期間（６か月から１年３か月）終了後の試用社員としての試用期間（６か月から１年）は、合理的範囲を越えていると判断された。

2 採用時の提出書類でトラブルを防止する

1 誓約書の提出

職員の採用にあたって、誓約書の提出を求めている医療機関は少なくありませんが、内容を確認すると、単に個人情報の取り扱いのみしか記載がない誓約書も多く存在します（図表２－７）。そもそも誓約書とは、職員が雇用契約上の義務として服務上遵守しなければならない事項等を再確認させるためのものであり、厳密に法律的な効力を有するものではありません。

そのため、採用後に職員の問題行動が見られた場合には、その懲戒処分にあたっての根拠は誓約書ではなく、就業規則に求めることになります。誓約書の内容は、法律に抵触する内容であってはいけませんし、また公序良俗に反するものであってもいけません。

もっとも、法律的な効力は有しないとはいえ、本人の自覚が芽生え、さらには心理的な抑止効果につながることは間違いないため、提出させたほうがよいでしょう。

2 身元保証書の提出

医療機関のなかには職員の採用時に身元保証書の提出を求めるケースがあります。身元保証書とは、職員が使用者である病院に損害を与えた場合に、第三者である身元保証人が職員と連帯して損害を賠償することを約束するものであり、これによって病院と身元保証人との間で身元保証契約が締結されることになります（図表２－８）。

ところが、最近はさまざまな家庭の事情から兄弟や両親とも疎遠になっていたり、配偶者と離縁し、母子家庭で生活しているといった職員も少なくなく、なかなか身元保証人になってくれる人がいないというケースも増えてきています。そのため筆跡や印鑑を変えて両親や知り合いになりすまし、身元保証書を提出するといったこともあるようです。

もちろん、他人の許可なく身元保証人として署名することは、当然、効力

図表2－7 誓約書

誓約書

平成　　年　　月　　日

医療法人○○会　○○病院　御中

住所

氏名　　　　　　　　　　　　印

私は、医療法人○○会○○病院の職員として勤務するにあたり、下記のとおり誓約致します。

(就業ルールの徹底遵守)

・就業規則その他の関連諸規程を遵守し、諸規程に違反した場合には、規程の運用方法に従います。

・就業規則に定める服務規律は常に意識をし、徹底して遵守します。

(組織秩序の維持)

・組織秩序の維持に努め、内部関係者への反抗や迷惑を掛ける行為を一切しません。

(情報管理の徹底)

・○○病院のすべての情報は経営情報の一部であるという認識を持ち、如何なる場合であっても無許可による情報持ち出しや漏洩行為はしません。

・情報持ち出しや漏洩により○○病院が損害を被った場合には、その回復に要する費用を速やかに弁済します。

(採用の取消し)

・履歴書において偽った記載や報告をした場合に、採用を取り消されることがある点について一切の異議申し立てを致しません。

・健康状態が悪化し入社日以降の就労が困難な場合、違法行為により逮捕・起訴された場合等には内定を取り消されても一切の異議申し立ては致しません。

(退職時の扱い)

・退職時には、他の従業員に一切迷惑が掛からないよう配慮して十分な引継ぎを行います。

以上

図表2－8 身元保証書

身元保証書

部　門		提出日	平成　　年　　月　　日
氏　名			

医療法人○○会○○病院を甲、被用者を乙、身元保証者を丙とし、甲丙間において次のとおり契約する。

第１条　乙が甲乙間の雇用契約に違反し、または故意若しくは過失によって万一甲に、金銭上はもちろん業務上信用上損害を被らしめたときは、丙は直ちに乙と連帯して甲に対して、損害額を賠償するものとする。

第２条　本契約の存続期間は本契約成立の日から５年間とする。

第３条　甲は次の場合においては遅滞なくこれを丙に通知しなければならない。

（１）乙は業務上不適任または不誠実な事跡があって、これが為に丙の責任を引き起こす恐れがあることを知ったとき。

（２）乙の任務または任地を変更し、これが為丙の責任を加重しまたはその監督を困難ならしめるとき。

上記契約を証する為、署名押印の上、各自その１通を所持する。

平成　　年　　月　　日

使用者名
使用者　甲　氏名　　　　　　　　印
所在地

被用者名
被用者　乙　氏名　　　　　　　　印
現住所

身元保証人　丙　氏名　　　　　　印
現住所

を有するものではありませんが、そもそも身元保証書そのものが「身元保証ニ関スル法律」によって、期間の定めがなければ３年、期間を定めたとしても最長５年しか効力を有することができません。さらに、契約書によくある「期間到来後に自動的に更新」といった自動更新条項も認められていないため、果たして提出する必要性があるのかといった問題が残ります。

また、実際に損害を与える行為があったとしても、病院側の管理が不十分であったり、教育も行っていなかったという背景があれば、当然その全額を賠償させることは困難であり、労働裁判例を紐解いてもせいぜい４分の１程度（茨城石炭商事事件［最高裁第一小・昭和51年７月８日判決］）が関の山ではないかと考えられます。実際には４分の１程度の賠償をしてもらおうにも、その回収責任を誰が追うのかという問題も残ります。

実務的な運用を考えると、身元保証書自体あまり意味のないものではないかと考えることができますが、このような書類は、誓約書同様に心理的な抑止効果につながるため、改めて目的を含め再検討する必要があるでしょう。

Q&Aコラム 1

能力不足の職員の対処法

Q 看護部長として採用したA子。これまで大病院において数十年の経験があることから看護部長として年俸800万円で迎え入れましたが、実際には組織をまとめたマネジメント経験が不十分でした。こうした人材に年俸800万円を支払うことに対して非常にためらいがあり、解雇したいと考えています。

A ワンポイントアドバイス

まずは直ちに解雇するのではなく、期待水準を具体的に提示し、その水準に合わせて取り組んでもらう必要があります。そのうえで、一定期間経過後に期待水準に到達しなければ解雇する旨を通知して様子を見ましょう。その結果、期待水準とのかい離が埋まらず、その達成も実現しないのであれば、最終的に解雇することはやむを得ないでしょう。

<詳細解説>

● 一方的な解雇ではなく、まずは話し合いの機会を設ける

高い専門能力を買われて採用したものの、実際に発揮するパフォーマンスが不十分で期待を大きく下回ることで解雇したいというケースは少なくありません。特に知名度のある大病院で看護部長を務め、多少なりともマネジメント経験があると推察される場合には、過大な期待をしてしまい、実際に勤務してもらうと思った以上にそのパフォーマンスが低く困ったというケースは相当数あるのではないかと思います。

こうした場合、実は本人も仕事の進め方で以前の勤務先と大きく異なり、自分勝手に進めてしまうと患者にも他の職員にも迷惑を掛けることになるので、我慢をして誰にも相談しなかったということもありますので、まずは、事情や背景を確認しましょう。

そして、背景等に問題がないにも関わらず、思った以上にパフォーマンスを発揮してもらうことができないのであれば、それを具体的にするために、明確な期待水準を本人に通知し、一定期日までに発揮してもらうという運用を考える必要があります。

いわば、本人に対して、挽回のチャンスを与えるという意味であり、当然ながら期待水準に一定時期までに到達すれば、それはそれでよいのですが、そうではなく到底その水準に及ばないのであれば、最終的に解雇もやむを得ないと考えてよいでしょう。

しかし、こうしたことが容易に認められれば、解雇をするために極めて高い要求水準を突き付けるといったことがまかり通り、多くの事業所で解雇が頻発する可能性があることから、このような考え方が適用できるのは、基本的には経営層に準ずるような特定の地位の場合に限られることになります。

もっとも、振り返って考えれば、採用時に本人から具体的な職務経歴を確認することなく採用したという病院側にも問題があるため、一方的な解雇は避け、現在のパフォーマンスに応じた働き方や職位はないかという点では改めて本人と話し合うことも重要です。提示した年俸額が高すぎるのであれば、話し合いによって求める責任や年俸額を見直すことを検討してもよいでしょう。

■能力不足による解雇に関する労働裁判例

事例1）フォード自動車事件（東京地裁・昭和57年2月25日判決）

人事本部長として採用された者に対して適格性を欠くことを理由として解雇。そもそも今回の採用は「人事本部長という職務上の地位を特定し」「特段の能力の存在を期待して中途採用した」雇用契約であるから、会社としては下位の職位への配置転換等による解雇回避措置義務まではなく、また適格性の判断も「人事本部長という地位に要求された業務の履行又は能率がどうかという基準でその適格性を検討すれば足りる」として、解雇を有効とした。

事例2）持田製薬事件（東京地裁・昭和62年8月24日判決）

部長は、「マーケティング部を設立した会社の期待に「著しく反し、雇用契約の趣旨に従った履行をしていない」とし、さらに「マーケティング部の責任者」として雇用されたのであって、解雇の場合も、終身雇用の下で昇進してきた従業員の場合に通常求められる解雇回避措置（下位の職位への配置換え等）義務まではないとして解雇が有効とした。

事例３）エース損害保険事件（東京地裁・平成13年８月10日判決）

「単なる成績不良ではなく、企業経営や運営にあたって実際に支障や損害が生じ又は重大な損害を生じる恐れがあり、企業から排除しなければならない程度に至っていることを要し、かつ、是正のため注意し反省を促したにもかかわらず、改善されないなど今後の改善の見込みもないことや配置転換や降格ができない企業事情があることなども考慮して判断すべきである」と判断し、解雇は無効とされた。

事例４）三井リース事件（東京地裁・平成６年11月10日判決）

リース事業を営む会社に採用された労働者が、採用後、国際営業部、海外プロジェクト部及び国際審査部に順次配転されたが、当該労働者は、いずれの部署においても業務に対する理解力が劣り、自己の知識・能力を過信し、上司の指示を無視して思いつきで取引先と折衝したり、支離滅裂な発言をしていた。そのため、実質的な業務から外さざるを得なくなり、その後、当該労働者が、国内法務の業務を希望したため、日常業務を免除して３か月間法務実務の研修の機会を与えた。しかし、その結果も不良であり法務担当者としての能力・適性に欠けたため退職勧奨をしたところ、これを拒否されたので解雇した。

裁判所は、「会社は、配置転換することにより活用の余地が十分にあるのであるから、これをせずに当該労働者を解雇したのは許されないと主張するけれども、前記のとおり、労働者は、会社と雇用契約を締結して以降、国際営業部、海外プロジェクト部及び国際審査部に順次配置転換し、担当業務に関する債権者の能力・適性等を判断してきたものであり、特に国際審査部においては、労働者が国内法務の業務を希望したことから、本人の法務能力及び適性を調査するため、約３か月間、日常業務を免除し、法務実務に関する研修等の機会までも与えたものの、その結果は法務担当者としての能力、適性に欠けるばかりでなく、業務遂行に対する基本的姿勢に問題があると評価されたことから、さらに他の部署に配置転換して業務に従事させることはもはやできない、との債務者の判断もやむを得ないものと認められる」などとし、解雇を有効と判断した。

第3編

トラブルを未然に防ぐ！
リスクを想定した
就業規則のつくり方

1 実態に即した就業規則の必要性

1 リスクを想定した規程を盛り込む

通常、人事労務トラブルが発生すると病院側は、そのトラブルが労働関係法令に違反していないかどうか確認することになります。未払い残業代の問題やセクシュアルハラスメント等がその典型ですが、法令違反であれば自分たちに非がありますので、改善や是正を検討し、トラブルの収束を図ります。しかし、実務においては法律の範疇を超えて判断が困難となってしまうケースも多く、そうした場合は、基本的に就業規則に準じて運用することになり、いわば就業規則が職場内の法律として運用されることになります。

実際、さまざまな労働裁判例を紐解いても、就業規則に定められた内容が合理的かつ相当性を有するものであれば、仮にトラブルが裁判に発展したとしても、病院側が敗訴する可能性は低くなることがありますので、就業規則は組織の法律として非常に重要なものです。しかし、残念ながら多くの医療機関では、他の一般企業の就業規則をそのまま転用したり、あるいは地方自治体の条例の一部を規程として運用しており、実態に即していない場合が少なくないのが実情です。

こうした就業規則を運用する医療機関の多くは、現場との整合性がまったく取れていないケースも多く、最近増加傾向にある職員の精神疾患に対してのルールや運用実態と合わないことがその典型ではないかと思います。

たとえば、医療機関では、図表３－１の「一般的な規程」のような就業規則を定めているケースが多く、仮にうつ病に罹患して休職していた職員から「リハビリ勤務をしたい」と申し出があった場合にどういった対応をすればよいのか、さらに、リハビリ勤務をさせて症状が悪化した際にはどうすればよいのか、その判断で混乱しているケースは少なくありません。

就業規則はその組織の実態に合わせて作成すべきであり、さまざまな事案を想定してルール化しておかなければなりません。そうすることでトラブルを最小限に導くことができるといっても過言ではないでしょう。

図表3－1 就業規則の一般的な規程とリスクを想定した改定案

一般的な規程

第○条（復　　職）

1．休職の事由が消滅したときは復職させる。
2．第○条第○号により休職を命ぜられた職員が傷病治癒する等により就業可能となったときは、医師の診断書を添付し、復職願を提出しなければならない。
3．職員が復職後3か月以内に同一または類似の事由により欠勤ないし通常の労務の提供をできない状態に至った場合は、復職を取り消し直ちに休職させる。またこの場合の休職期間は、復職前の休職期間の残期間とする。

▼

リスクを想定した改定案

第XX条（復　　職）

1．復職にあたっては法人が指定した医療機関で受診させ、その結果によって復職の是非を判断する。
2．復職の是非の判断は、復職判定委員会にて行うものとする。この場合の復職判定委員会の構成メンバーは、院長・副院長・看護部長・事務長・その他院長または事務長が指定した者とする。
3．職員は、第○条の休職事由が消滅したとして復職を申出る場合には、休職期間が満了する前に法人が指定する日までに医師の治癒証明（休職前と同様の完全な労務提供ができる旨の診断書等）を提出しなければならない。なお、診断書を取得するにあたっての診断書費用については、法人は一切負担しない。
4．前項の診断書が提出された場合でも、法人は法人の指定する医師への診断を命ずることができる。法人は、職員が正当な理由なくこれを拒否した場合、前項の診断書を休職事由が消滅したか否かの判断材料として採用しない。
5．休職の事由が消滅したときは、原則として休職前の職務に復職させるが、業務の都合もしくは当該職員の状況に応じて異なる職務（勤務地含む）に配置することがある。この場合、本人との協議の上、労働条件の変更を伴うことがある。
6．復職しても6か月以内に同一または類似の事由により欠勤または完全な労務提供をできない状況に至った場合は再度の休職を命ずる。この場合は2回目の休職に該当するため、休職期間は当該復職前の休職期間と通算する。
7．前項における同一または類似の事由について、精神疾患の場合はうつ病・躁病・パニック障害等はすべて同一または類似の事由として扱うものとする。

2 医療機関が特に整備すべき規程

医療機関の労務管理はその業務の特殊性ゆえに、服務規律等を中心に一般企業と大きく異なります。たとえば、患者に対して暴言を吐いてはならないとか、常に清楚な身だしなみで仕事に取り組まなければならないなど、サービス業と考えることもできるため、網羅しなければならない事項が数多くあります。また、送迎用の車両を用いれば車両に関するルール、タブレット端末を用いて訪問看護を行えば情報管理に関するルールが必要です。こうした点は一般企業と少なからず異なるものであり、1つひとつ内容を精査しながらルール化していかなければなりません。

一般企業の就業規則や諸規程をそのまま転用するには限界があり、実態に合わせた独自の設計は必須ではないかと思います。さらには、表現ひとつとってみても、「社員」ではなく「職員」ですし、「入社」ではなく「入職」といった言葉にも気を遣う必要があります。また、病院の規模によっては、すべての職員を画一的にルール化するよりも、医師職職員のみは別ルールを定めたほうがいいなど、枚挙に暇がありません。そのため、図表3－2のように就業規則や諸規程をまとめていくことができるのではないかと思います。

図表3－2 一般企業と医療機関における諸規程の違い

一般企業において整備されている諸規程	医療機関において作成が望ましい諸規程
● 就業規則 ● パートタイマー就業規則 ● 賃金規程 ● 退職金規程 ● 育児・介護休業規程 ● 出張旅費規程 ● 慶弔見舞金規程 ● マイカー通勤管理規程　等	● 就業規則 ● **医師職就業規則** ● パートタイマー就業規則 ● 嘱託職員就業規則 ● 賃金規程 ● **医師職賃金規程** ● 退職金規程 ● 育児・介護休業規程 ● 出張旅費規程 ● **研修規程** ● **医師職学会参加規程** ● 慶弔見舞金規程 ● マイカー通勤管理規程 ● **送迎車両管理規程** （送迎を行う医療機関の場合作成） ● **情報管理規程** ● **制服管理規程**　等

2 就業規則の記載事項と周知義務

1 絶対的必要記載事項と相対的必要記載事項

労働基準法第89条第１項では、就業規則に必ず記載しなければならない事項（絶対的必要記載事項）、およびルールが存在するのであれば記載しなければならない事項（相対的必要記載事項）が定められています（図表３－３）。そのため、その記載がない就業規則は労働基準法違反になり、労働基準監督署等の指導対象となるため、注意が必要です。

また、内容については、誤解を招かないように具体的にまとめることが望ましく、必要であれば就業規則や諸規程のなかに注釈をつけたり、計算例を入れてもよいでしょう。

図表３－３ 絶対的必要記載事項と相対的必要記載事項

絶対的必要記載事項（必ず記載しなければならない事項）	①始業業及び終業の時刻 ②休憩時間 ③休日 ④休暇 ⑤従業員を２組以上に分けて交替に就業させる場合は、就業時転換に関する事項 ⑥賃金の決定方法 ⑦計算及び支払いの方法 ⑧賃金の締切及び支払の時期 ⑨昇給 ⑩退職に関する事項
相対的必要記載事項（ルールが存在するのであれば記載しなければならない事項）	①退職手当の定めが適用される労働者の範囲、退職手当の決定・計算・支払の方法等 ②臨時の賃金（退職手当を除く）、最低賃金 ③労働者が負担する食事、作業用品その他の負担 ④安全・衛生に関する事項 ⑤職業訓練に関する事項 ⑥災害補償・傷病扶助に関する事項 ⑦表彰・制裁に関する事項 ⑧その他の事項

2 就業規則の周知義務

医療機関のなかには、就業規則や諸規程を作成したものの、院長室や事務長の机の引き出しに保管したままというケースがあります。そして、実際に人事労務トラブルが発生した際にその規程を引っ張り出してきて、「第○条に違反をしている」ということを職員に通知し、制裁処分を行うことがありますが、こうした方法は労働基準法第106条１項の「周知義務」に違反することになるため注意が必要です。

■ 労働基準法第106条１項

使用者は、就業規則を常時作業場の見やすい場所に掲示し、または備え付けるなどの方法によって労働者に周知させなければならない。

就業規則の周知義務では、定めた就業規則や諸規程について、職場内に備え付けることによっていつでも職員が見ることができるような状態にすることが求められています。そのため自由に行き来することができないような院長室や、勝手に開けることが許されない事務長の机の引き出しのなかに入っている場合は、周知義務違反ということになります。この法律には罰則の適用があり、労働基準法第120条１項では、罰則として30万円以下の罰金と定めています。

周知の方法については、労働基準法施行規則第52条の２において具体例として定めており、必ずしも就業規則や諸規程が定められたファイルを置いておかなければならないということはありません。医療機関のなかには、採用

■ 労働基準法施行規則第52条の２

法第百六条第一項の厚生労働省令で定める方法は、次に掲げる方法とする。

1. 常時、各作業場の見やすい場所へ掲示するか、又は備え付けること
2. 書面を労働者に交付すること
3. 磁気テープ、磁気ディスクその他これらに準ずる物に記録し、かつ各作業場に労働者が当該記録の内容を乗じ確認できる機器を設置すること

した職員に対してひとり1冊ずつ就業規則や諸規程を配布するケースがありますが、特に法律上においてはそこまでは求められておらず、常時閲覧することができる状態であれば違法性を問われることはないでしょう。

もっとも、職員に対しての就業規則や諸規程の周知については、抵抗感を示す医療機関も相当数あると推測します。その背景には、「年次有給休暇の条文について見られたら多くの職員が権利を主張して困る」といったように労使間のパワーバランスが崩れることを危惧していることが挙げられます。

しかし、現実的には多くの職員がインターネットにおいて年次有給休暇を中心に、一般的な労働者の権利について詳細な情報を得ることができますので、そうしたオープンにしない取り扱いはかえって職員の不信感を高めてしまうのではないかと思います。むしろ、公開すべき情報は公開しつつ、病院から職員に対して求めたい事項を具体的かつ詳細に提示し、トラブル発生時には、その就業規則を根拠に病院を守ることができるような内容にしておくことが重要です。なお、就業規則の周知にあたってはさまざまな労働裁判例があり、それらを紐解くと、周知されていない以上は効力を有しないということになるため、実務上では特に注意が必要となります。

■就業規則の周知に関する労働裁判例

事例1）フジ興産事件（最高裁・平成15年10月10日判決）

使用者が労働者を懲戒するにあたっては、あらかじめ就業規則において懲戒の種類とその事由を定めておくことが必要であり、また、就業規則が法的規範としての性質を有するものとして拘束力を生ずるためには、その内容の適用を受ける事業所の労働者に周知させる手続きが採られていることを要するというべきである。そして、就業規則が拘束力のあるものとするためには、その内容の適用を受ける労働者に対して周知させる手続きが採られていることを要するとして、懲戒解雇を有効とした原審を破棄し、差し戻した。

事例2）関西定温運輸事件（大阪地裁・平成10年9月7日判決）

労働基準法による周知方法が採られていないからといって、直ちに就業規則の効力を否定すべきではないが、使用者において内部的に作成をして、従業員に対してまったく周知されていない就業規則は、労働契約関係を規律する前提条件をまったく欠くというべきである。

そのため、定年年齢を引き上げたが、旧就業規則では従業員にまったく知らされていないのみならず、実際にそれに従った運用を行っていなかったことから、旧就業規則の運用においては、定年制の定めはなかったとされた。

3 就業規則の点検・整備は労務管理を見直す契機

就業規則の作成にあたっては、参考書籍が数多く発売されていますので、そうした書籍を参考にしながら作成してもよいでしょう。しかし、いざそれぞれの条文を見直そうとすると、注意深く検討すべき事項が多く、なかなかまとまらないことがあります。

たとえば、職員のマイカーによる通勤手当の支給について採り上げてみても、従来は距離数に応じて所得税法に基づいた金額を支給するといった方法が一般的でした。しかし、最近では街中を見渡しても軽自動車やハイブリッド車両といった燃費のよい車両の割合が相当高まってきていますので、果たして従来どおりの支給方法でよいのかという問題が発生します（図表３－４）。もちろん、職員自身が環境に配慮しているという取り組みは評価すべきでしょうが、支給金額とのバランスが一方で崩れているのは事実であり、実態と合わせて見直しは必要ではないかと思います。

つまり、就業規則や諸規程を見直すことは現在の時流に合わせた労務管理を行うという点において、非常によい契機となることは間違いありません。

図表３－４ 就業規則の見直し例

従来の運用方法（通勤手当）

距離数	金額（月額）
○km～○km	○○円
○km～○km	○○円
○km～○km	○○円
○km～○km	○○円
○km～	○○円

見直し後の運用方法（通勤手当）

距離数	金額（月額） 軽自動車 ハイブリッド車両	金額（月額） 軽自動車や ハイブリッド車両以外の車両
○km～○km	○○円	○○円
○km～○km	○○円	○○円
○km～○km	○○円	○○円
○km～○km	○○円	○○円
○km～	○○円	○○円

4 特に注意したい医師職の就業規則

医療機関の就業規則や諸規程の整備を考えるにあたって、すべての職員に対して一律に扱うということは難しいことが多く、大部分の医療機関では、正職員用の就業規則とパートタイマー等を中心とした非常勤職員用の就業規則を分けて運用しています。ところが、実際にそのように2つに分けて作成を進めたとしても、医師職に関してはいずれの規程とも内容と実態が合わず、運用が中途半端になってしまうことがあります。そのため、さらに別の規程を作成するといった方法がよいのではないかと思います。

医師職の場合には、賃金の支払い形態や運用が大きく異なり、また研修についても海外の学会に参加する場合もあるため、一般職員とすべてのルールを同一化させるということは大変難しいといえるでしょう。したがって図表3－5のように区分して作成をしてもよいのではないかと思われます。

また、雇用契約書についても賃金の支払い方法を中心に一般職員と異なることから図表3－6のような医師職専用のものを作成してもよいでしょう。

図表3－5 医師職員のための就業規則・諸規程と服務規律（抜粋）例

医師職職員就業規則	労働時間の管理や宿日直、服務規律や懲戒処分等が一般職員と異なることがある
医師職職員賃金規程	賃金の支払い方（年俸制）、賞与や退職金支給等が一般職員と異なることがある
医師職職員出張旅費規程	学会参加にあたってのルールは一般職員の出張ルールとは異なることがある
医師職職員学会参加規程	外部への研修参加というよりは学会参加が多く一般職員とは異なることがある

■ A病院の医師職就業規則の服務規律（抜粋）例

・医療の遂行にあたり、服装や髪などを清潔に保つこと。
・職場外でも言動を慎み、医師としての品格を落とさないようにすること。
・職務外において緊急事態に遭遇した際には、自発的診療を行うこと。
・医師の地位を利用して科学的根拠のない健康に関する商品の販売に加担しないこと。
・患者に対する医療行為に対して、私的に報酬を受け取らないこと。
・病院内外の医師職を批判しないこと。

～続く～

図表3－6 医師職職員専用の雇用契約書

雇用契約書（医師職職員）

<table>
<tr><td>フリガナ</td><td></td><td>性別</td><td rowspan="2">生年月日</td><td rowspan="2">年　　月　　日</td></tr>
<tr><td>氏　名</td><td></td><td></td></tr>
<tr><td>現住所</td><td colspan="4"></td></tr>
</table>

<table>
<tr><td>職種</td><td colspan="3">医師職</td></tr>
<tr><td>雇用期間</td><td>年　　月　　日より
（期間定めなし　・
年　　月　　日まで）</td><td rowspan="2">年俸額</td><td rowspan="2">円</td></tr>
<tr><td>試用期間</td><td>入職日より3ヵ月間</td></tr>
<tr><td>試用期間後の本採用取消</td><td>有（医師職就業規則による）</td><td>年俸支給方法</td><td>12分割により支給
（詳細は医師職賃金規程による）</td></tr>
<tr><td>従事する業務の種類</td><td>医師職としての業務</td><td>当直手当</td><td>円／回
（1ヵ月間に　回程度）</td></tr>
<tr><td rowspan="3">就業時間
（原則）</td><td rowspan="3">時　　分より
時　　分まで
（うち休憩時間60分）
ただし、勤務シフトがある場合は
そのシフトに応じて
勤務する。</td><td>手当</td><td>円／回</td></tr>
<tr><td>通勤手当</td><td>賃金規程による</td></tr>
<tr><td>その他</td><td>円</td></tr>
<tr><td rowspan="4">時間外労働
及び休日労働</td><td rowspan="4">患者の都合や
突発的業務により有
（業務と関連性がないことで自主的に出勤をする場合は労働時間として扱わないことがある）</td><td>賃金締切日</td><td>毎月〇〇日締切</td></tr>
<tr><td>賃金支払日</td><td>翌月〇〇日支払</td></tr>
<tr><td>給与の支払方法</td><td>指定金融機関口座への振込み</td></tr>
<tr><td rowspan="2">支払時の控除</td><td rowspan="2">雇用保険料、健康保険料、厚生年金保険料、所得税、その他職員代表者と書面により協定したもの</td></tr>
<tr><td>勤務地
（原則）</td><td>〇〇病院</td></tr>
<tr><td>休日
（原則）</td><td>曜日・その他就業規則による</td><td>給与の改定
（昇給・降給）</td><td>毎年〇月に改定</td></tr>
</table>

休暇	年次有給休暇　6ヵ月経過後10日その他の休暇は医師職就業規則による	賞与	支給しない
退職申し出	最低3ヵ月前までに書面で申し出ること	退職金	支給しない
求めるレベル	○○の手術件数　　件／月程度 ○○○○の件数　　件／月程度 ○○○○○○○○○○○○○○ ○○○○○○○○○○○○○○	年俸額の途中改定	勤務時間等が変更になった場合には、年俸額を途中で改定することがある
服務規律	医師職就業規則を遵守すること	遅刻・早退控除	遅刻や早退による控除は行う
解雇に関する特記事項	＜普通解雇処分内容＞ ① 身体、精神の障害により、業務に耐えられないとき。 ② 勤務成績が不良で、就業に適さないと認められたとき。 ③ 事業の縮小等、やむを得ない業務の都合により必要のあるとき。 ④ 事業の運営上、やむを得ない事情、または天災事変その他これに準ずるやむを得ない事情により、事業の継続が困難になったとき。 ⑤ 試用期間中または試用期間満了時までに医師職員として不適格であると認められたとき。 ＜懲戒解雇処分内容＞ ① 業務上の横領又は法人所有物を窃取した場合 ② 職員または患者を欺いて金品を交付させた場合 ③ 患者に対して暴言を吐き、職場の秩序を乱した場合 ④ 上司や同僚に対して暴行し、職場の秩序を乱した場合 ⑤ 患者に対して暴行し、職場の秩序を乱した場合　等（医師職員就業規則を参照のこと）		

上記以外の労働条件等については医師職員就業規則及び関連諸規程によります。

年　　月　　日

法　人　　　　　　　　　　　　　　印

職　員　　　　　　　　　　　　　　印

3 就業規則改定にあたっての注意点

1 規程管理規程の整備による全体管理

就業規則や諸規程を作成・改定し、その回数が重なると、そもそもどのような規程が今現在において存在し、どれが最新版であるのかという点がわからず混乱することがあります。なかには、労働基準監督署に提出済なのか否かもわからずに、職員に対して制裁処分を課そうにもできないケースがあります。そうした状況を打開する策として、ISO（国際標準化機構）の文書管理方法を例に、規程を管理するためのルールを整備するといった方法が考えられます。「規程管理規程」として、それぞれの規程に文書番号や初版制定日、最終更新日等をわかりやすく表記することで、瞬時に最新版であるか否かを把握することができるようになり、有効な管理方法のひとつと言えます（図表３－７）。

図表３－７ 規程管理規程例

規程管理規程

初版制定日	平成25年４月１日
版　数	初　版
最終改定日	平成25年４月１日
管理番号	○○病院－017

医療法人　○○会

第１条（目　　的）

この規程は、医療法人 ○○会○○病院「以下「法人」という」の諸規程の作成、管理、その他基本事項を定め、業務の合理化を図ることを目的とする。

第２条（担当部門）

規程は、管理部門が担当する。

第３条（制定・改廃）

規程の制定・改廃は、管理部門が関係する部門と協議して起案し、理事会の決議により制定する。

第４条（作成基準）

規程の制定・改廃の起案者は、次の点に留意しなければならない。

（１）法令、定款に違反しないこと

（２）実現可能であること

第５条（フォント及びサイズ）

１．規程の条項は、「MSゴシック」により文字サイズは「11」とする。

２．規程の条文は、「MS明朝」により文字サイズは「11」とする。

第６条（規程及び関係書式の管理番号）

規程及び関係書式の管理番号は別表のとおりとする。

第７条（効　　力）

１．規定の制定・改正は、原則として公布の日をもって効力を生じるものとする。

２．改正または廃止された規程は、新規程などの公布の前日をもって効力が消滅するものとする。

第８条（複　　写）

諸規程の複写は、院長の許可がなければしてはならない。

附　　則

この規程は、平成25年４月１日から実施する。

別表

規程の名称	管理番号	最終版数	関連書式
就業規則	○○病院-001	第X版	入職される皆さんへ（○○病院-001-001） 銀行口座振込依頼書（○○病院-001-002） 就業に関する誓約書（○○病院-001-003） 身元保証書（○○病院-001-004） 健康診断書（○○病院-001-005） 変更申請書（○○病院-001-006） 休暇・欠勤届（○○病院-001-007） 退職届 兼 誓約書（○○病院-001-008） 休職申請書（○○病院-001-009）
契約職員就業規則	○○病院-002	第X版	
パートタイマー就業規則	○○病院-003	第X版	
医師職職員就業規則	○○病院-004	第X版	
賃金規程	○○病院-005	第X版	
医師職職員賃金規程	○○病院-006	第X版	
退職金規程	○○病院-007	第X版	
育児・介護休業規程	○○病院-008	第X版	［育児・介護］休業申出書（○○病院-008-001） ［育児・介護］休業取扱通知書（○○病院-008-002） ［育児・介護］休業撤回届（○○病院-008-003） ［育児・介護］休業期間変更申出書（○○病院-008-004） ［育児・介護］時間外労働制限請求書（○○病院-008-005） ［育児・介護］深夜労働制限請求書（○○病院-008-006）

			［育児・介護］短時間勤務申出書（○○病院-008-007）
出張旅費規程	○○病院 - 009	第X版	出張申請書（○○病院- 009 -001） 出張旅費精算書（○○病院- 009 -002）
医師職職員学会参加規程	○○病院 - 010	第X版	
情報管理規程	○○病院 - 011	初 版	資料持出申請書（○○病院- 011 -001）
車両管理規程	○○病院 - 012	第X版	車両管理台帳（○○病院- 012 -001）
マイカー通勤管理規程	○○病院 - 013	初 版	マイカー通勤許可申請書兼誓約書（新規） （○○病院- 013 -001） マイカー通勤許可申請書兼誓約書（更新） （○○病院- 013 -002） 通勤経路図（○○病院- 013 -003）
慶弔見舞金規程	○○病院 - 014	第X版	
セクハラ防止規程	○○病院 -015	初 版	
職員寮管理規程	○○病院 - 016	第X版	
規程管理規程	○○病院 017	初 版	

2 トラブルを避けるための事前アンケート

医療機関のなかには、常日頃、職員からの労働条件等についての苦情が絶えず、就業規則を変更してしまうと職員をさらに刺激し、労働争議が起きるのではないかと心配して、改定の必要性を感じても、なかなか着手できないケースがあります。

確かに、職員個人個人によって賃金や労務管理についての取り扱いが異なれば、それらのルールが明確化される過程で公平不公平という問題が顕在化することは十分に考えられ、火に油を注ぐがごとく一気に組織風土が悪化することがありますので、積極的に就業規則等の諸規程の改定に着手しないという気持ちはわからないこともありません。しかし、前述のとおり、就業規則や諸規程といったルールについては周知義務があり、周知されないルールは争い事に発展した場合、使用者側である病院が不利になることは間違いなく、どこかのタイミングで改定へと進めなければなりません。

このような混乱が想定されるケースに対しては、事前に職員からアンケートを取るとよいでしょう（図表３－８）。労働条件等について何か不満を持っている職員が外部の労働組合や労働基準監督署に相談に行く前にその要因を事前に炙り出すことで、対策を講じることが可能となり、それを就業規則へ反映させれば、職員が抱えている不満も小さくなっていくことが十分に期待できます。

このアンケートは、職場の労務管理に限定することがポイントであり、無記名方式であれば、特定の個人を誹謗中傷する内容を書いて提出する職員も想定されることから、必ず記名式で実施することをお勧めします。記名式であることによって、大きな不満を抱えている職員と個人的な面談を実施し、不満を解消させることができることも理由のひとつとなります。

もっとも、記名式となれば、その後の病院との関係悪化を恐れて本音を書くことができないという可能性も考えられますが、自分の名前をさらけ出してアンケートに書くという行為自体、本人からすればそれだけ追いつめられていると考えられますので、優先順位高く対応すべき問題と捉えることができます。

このように事前に職員から労務管理についてのアンケートを取り、それを就業規則や諸規程の改定の際に検討事項として熟考して必要に応じて改定していけば、就業規則の改定案を職員に提示した際の混乱は最小限に抑制されるでしょう。

就業規則等の諸規程を改定したあとは、再度職員に対して、「質問票」を渡し、提出された質問に対する回答を職員に順次公開するような流れにすれば、大きな混乱もなく、就業規則の改定が進むのではないかと思われます（図表３－９～10）。

図表３－８ 職場の労務管理等についてのアンケート

職場の労務管理等についてのアンケート

所　属		氏　名	

このアンケートは、今後、就業規則を改定する際に、現場の皆さんが感じている労務管理等についての問題点を解消するために参考とするものです。皆さんから頂いた内容については、特に不公平感を持つものについては最大限の検討を重ねますが、すべての意見についてそれに応じることができるわけではありませんので、予めご了承下さい。

……………………………………………………………………
……………………………………………………………………
……………………………………………………………………
……………………………………………………………………
……………………………………………………………………
……………………………………………………………………
……………………………………………………………………
……………………………………………………………………
……………………………………………………………………

（提出期限：平成25年　X月　X日）

提出日：平成　　年　　月　　日（提出場所／事務長室前に設置した箱内）

ありがとうございました。

注意事項

・個人や組織への批判はこのアンケートの対象外となりますので、記載しないで下さい。

・後日、個別に相談対応をさせて頂く場合がありますので、必ず氏名はご記入下さい。

・他の職員と相談をすることなく、記入をして下さい。

図表3－9 就業規則改定にあたっての質問票

就業規則改定にあたって質問をしたいこと

所　属		氏　名	

この度の就業規則改定にあたっての質問がございましたら、下記にお書きください。

……………………………………………………………………………………………
……………………………………………………………………………………………
……………………………………………………………………………………………
……………………………………………………………………………………………
……………………………………………………………………………………………
……………………………………………………………………………………………
……………………………………………………………………………………………
……………………………………………………………………………………………
……………………………………………………………………………………………
……………………………………………………………………………………………
……………………………………………………………………………………………
……………………………………………………………………………………………
……………………………………………………………………………………………
……………………………………………………………………………………………

（提出期限：平成25年　X月　X日）

提出日：平成　　年　　月　　日

ありがとうございました。

注意事項

・質問についての回答は、後日まとめてQ＆Aとして開示致します。

・後日、個別に相談対応をさせて頂く場合がありますので、必ず氏名はご記入下さい。無記名・仮名等の場合には、回答できませんので、ご了承下さい。

図表3－10 A病院における就業規則改定時のQ＆A

職員各位

平成○年○月○日
○○病院
事務長 ○○○○

この度の就業規則改定にあたって、職員の皆さんより多くの質問が寄せられました。有難く感謝いたします。さて、ご質問について、以下のように回答させて頂きますので、ご確認下さい。

番号	質問者	質問	回答
1	今村	放射線技師に対して危険手当は付与されないのか。	すべての職員は、様々な危険に晒されながら業務を遂行しております。そのため、放射線技師のみに付与をするというのは他の職員との公平感を欠くものとなっており、そもそも賃金の決定においてそうしたことを含めて決定していますので、新たな手当の創設は予定しておりません。
2	小林	年次有給休暇が6ヵ月経過後でないと取得できないのは不安。	労働基準法どおりに運用をしており、多くの一般企業や医療機関も同様の扱いをしていますので、問題ないと考えています。
3	赤堀	職員駐車場の個人負担を無くして欲しい。	今後の検討課題とさせて頂きますが、現在のところ、その予定はございません。
4	○○	○○○○○○	○○についても含めるといった解釈になります。

以上

4 就業規則の可視化と職員ハンドブックの作成

1 すべての職員にわかるように就業規則を可視化する

就業規則や諸規程は職場のルールの集大成であり、服務規律を中心に職員が職場内で遵守しなければならない点が少なからず網羅されています。しかし、多くの就業規則や諸規程は、「○○である」といった堅苦しい書き方をしており、さらにはやや理解し難い内容であることもあって、一般の職員には十分に理解ができないことが少なくありません。

たとえば、2013（平成25）年４月１日施行の高年齢者雇用安定法の改正に伴って、就業規則や労使協定の改定が必要となった多くの医療機関では、その就業規則の改定方法をどのように行うのかという点で困惑しました（図表３－11）。厚生労働省より発表された就業規則の改定例を見ると、およそ一般の人には到底理解ができないような書き方（下線部）をしており、さらに混乱したといった医療機関も少なくなかったのかと思います。

前述したように就業規則や諸規程には、必ず記載しなければならない「絶対的必要記載事項」やルールがあれば定める必要がある「相対的必要記載事項」（61ページ参照）について最低限定めていればよく、それ以外のルールについては組織内の統一化等の目的で自由に追記することができます。しかし、具体的にどのようにまとめるかという点は、法律上の制限がないため、わかりにくい表現については、誤解を招かないように図等を用いるべきであり、たとえば、図表３－12のように改定するとよいでしょう。

2 職員ハンドブックの作成

職員へのルール周知の徹底という点においては就業規則や諸規程とは別に、必要事項のみハンドブック形式にまとめ、配布するという方法も考えられます（図表３－13）。こうした職員ハンドブックであれば、就業規則だけでは伝えきれない理念や行動指針等についても周知徹底できるため、規律保持という点において有効ではないかと思います。

図表３－11 高年齢者雇用安定法改正に伴う就業規則改定例

第○条（定年退職）

1．社員の定年は満60歳とし、定年に達した日の直後の３月末日をもって退職日とする。

2．前項による定年到達者が引き続いて就業を希望し、定年到達者が解雇事由又は退職事由に該当しない場合には、高年齢者雇用安定法一部改正法附則第３項に基づきなお効力を有することとされる改正前の高年齢者雇用安定法第９条第２項に基づく労使協定の定めるところにより、次の各号に掲げる基準（以下「基準」という。）のいずれにも該当する者については、65歳まで継続雇用し、基準のいずれかを満たさない者については、基準の適用年齢まで継続雇用する。

（1）引き続き勤務することを希望している者

（2）○○○○○○○○○○○○○○

（3）○○○○○○○○○○○○○○

3．２前項の場合において、次の表の左欄に掲げる期間における当該基準の適用については、同法の左欄に掲げる区分に応じ、それぞれ右欄に掲げる年齢以上の者を対象に行うものとする。

平成25年４月１日から平成28年３月31日まで	61歳
平成28年４月１日から平成31年３月31日まで	62歳
平成31年４月１日から平成34年３月31日まで	63歳
平成34年４月１日から平成37年３月31日まで	64歳

4．継続雇用における労働条件については個別に協議し、１年毎に更新する。

5．嘱託社員の勤務にあたっては、非常勤社員就業規則により運用する。

出典：「改正高年齢者雇用安定法への速やかな対応をお願いします！」（厚生労働省）

図表3－12 可視化を意識した改定例

第○条（定年退職）

1．職員の定年は満60歳とし、定年に達した日の直後の３月末日をもって退職日とする。

2．前項による定年到達者が引き続いて就業を希望し、就業規則に定める解雇事由又は退職事由に該当しない場合には、以下のように取り扱う。

期　間	60歳以上～61歳未満	61歳以上～62歳未満	62歳以上～63歳未満	63歳以上～64歳未満	64歳以上～65歳未満	65歳以上
平成25年４月１日～平成28年３月31日	A	B	B	B	B	C
平成28年４月１日～平成31年3月31日	A	A	B	B	B	C
平成31年４月１日～平成34年３月31日	A	A	A	B	B	C
平成34年４月１日～平成37年３月31日	A	A	A	A	B	C
平成37年４月１日～	A	A	A	A	A	C

A…希望者全員を嘱託職員として雇用する。

B…労使協定に定める以下の基準を満たす者は嘱託職員として雇用するが、満たさない場合は雇用しない。

C…雇用しない。

（1）引き続き勤務することを希望している者

（2）○○○○○○○○○○○○○○

（3）○○○○○○○○○○○○○○

3．継続雇用における労働条件については個別に協議し、１年毎に更新する。

4．嘱託職員の勤務にあたっては、嘱託職員就業規則により運用する。

図表3－13 職員ハンドブック例（A病院の例）

医療法人　○○会

職員ハンドブック

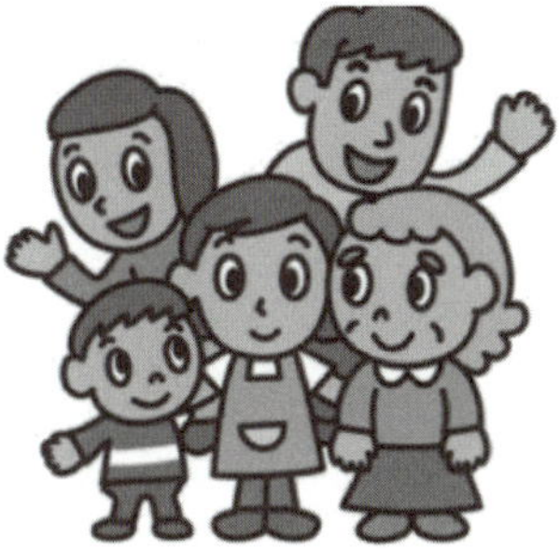

3－2．職員の基本的な行動②

〔仕事の姿勢〕

- ✓ 勤務時間中は、所定の制服を着用し、常に清潔にしましょう。
  ※患者に不快感を与えるような身なりはしないこと
- ✓ どのようなしぐさや声掛けが優しいと感じていただけるものなのか等、具体的な視点を持つように心がけましょう。
- ✓ 「これができていれば良い（ここまで十分）」といった視点ではなく、「もっと良くする」「もっと喜んでいただく」ためにはどうすれば良いかを常に意識しましょう。
- ✓ 言われたことをきちんとすることはもちろん、自ら様々な工夫を凝らし、いろいろな取り組みや行動をしていきましょう。
  ※時間の効率的な使い方や、業務の質の向上に工夫を凝らすこと

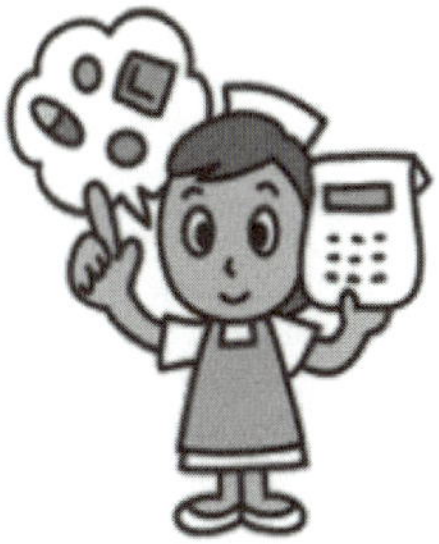

3－4．身だしなみのチェックポイント

服装や爪などは、常に清潔に保ち相手に不快感を与えないようにしましょう。

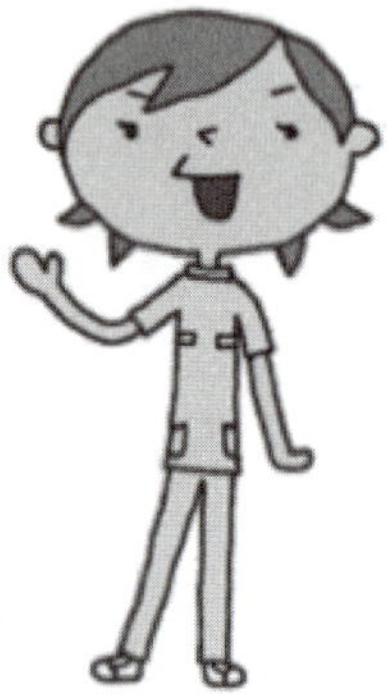

① 頭髪
- □落ち着いた髪の毛の色にすること（奇抜な色はダメ）
- □長い髪の毛は束ねること

② 指先
- □爪は伸ばさないこと
- □指輪は外すこと
- □マニキュアはつけないこと

③ 制服
- □制服は汚れていないこと
- □制服は改変しないこと

④ アクセサリ
- □ピアスは外すこと
- □ネックレスをする場合は目立たないものにすること

⑤ メイク・その他
- □化粧は控え目にすること
- □香水はつけないこと
- □口臭はないように確認すること

⑥ 履物
- □履物は汚れていないこと
- □かかとは踏まないこと

5－3．虐待や不正を見かけたら

万が一、虐待や不正行為を見かけたら、すぐに事務長に報告をしてください。また、他の職員が暴言を吐いていたり、患者（ご家族含む）や業者等とのトラブルを発見した際にも、速やかに報告を行ってください。

【事務長連絡先】
① 携帯電話
090－XXXX－XXXX
②メールアドレス
XXX@XXX.or.jp

作成：株式会社名南経営コンサルティング

5 協定書の提出

1 協定書の有効期間は基本的に１年

就業規則や諸規程は最終的には職員代表者から意見を聴取し、意見書を添付して管轄の労働基準監督署に提出することになりますが、その際に、一部の労使協定の提出を労働基準監督署より求められることがあります。特に「時間外労働・休日労働に関する協定書」については、その協定書の有効期間が基本的に１年であることから、毎年提出しなければならないものですが、久しく提出されていないと就業規則の提出と合わせて労使協定についての提出も求められます。

こうした協定書については、「時間外労働・休日労働に関する協定書」に限らずさまざまな協定書が存在しますが、労働基準監督署に提出が必要な協定書と必要がない協定書があり、まとめると図表３－14のようになります。

図表３－14 労働基準監督署に提出が必要な協定書

	制　度	行政官庁への届出
1	社内預金等の貯蓄金管理制度（労働基準法第18条）	○必要
2	賃金の控除（労働基準法第24条）	×不要
3	１か月単位の変形労働時間制（労働基準法第32条）	○必要
4	フレックスタイム制（労働基準法第32条）	×不要
5	１年単位の変形労働時間制（労働基準法第32条）	○必要
6	１週間単位の非定型変形労働時間制（労働基準法第32条）	○必要
7	一斉休憩の適用除外（労働基準法第34条）	×不要
8	時間外・休日労働（労働基準法第36条）	○必要
9	事業場外労働の労働時間の算定（労働基準法第38条）	○必要
10	専門業務型裁量労働の労働時間の算定（労働基準法第38条）	○必要
11	年次有給休暇の計画的付与（労働基準法第39条）	×不要
12	年次有給休暇の支払方法（労働基準法第39条）	×不要
13	社内預金（労働基準法第18条２項）	○必要

	制　度	行政官庁への届出
14	育児・介護休業の対象から除外する労働者を定める（育児介護休業法６条１項但し書、育児介護休業法12条２項）	×不要
15	継続雇用制度における選定基準等に関する協定書	×不要

2 看過できない職員代表者の選出

2012年に大手居酒屋チェーンにおいて、時間外・休日労働に関する協定書の締結にあたって、本来は労働者代表の者が締結の当事者でなければならないところ、恣意的に選任された従業員が代表者として締結をしたということが大きなニュースとして採り上げられました。労働基準法では労働者の労働時間を１日８時間、週40時間以内と規定しており、使用者が規定を超えて働かせる場合は労働組合または労働者の半数以上の代表者と時間外労働時間の上限について協定を交わして、労働基準監督署に届け出る必要があります。

しかし、2012（平成24）年5月18日付けの読売新聞によれば、この大手居酒屋チェーンでは「従業員内での挙手や店舗の会合などで労働者代表を選出し、協定を結ぶ決まりだったものの、一部店舗では店長が従業員の中から代表者を指名し、時間外労働の上限時間があらかじめ記載された協定届に署名させていた」そうです。このように現実的には多くの企業や医療機関において、労働者代表の選出において違法なやり方で進めているところは少なくなく、このニュースは病院管理者にとっても看過できない労務管理のひとつとなっているのではないかと思います。

本来、労働者代表の選出にあたっては、次に挙げる①か②に従って選出することになります。

①労働者の過半数で組織する労働組合がある場合にはその労働組合

②労働組合がない場合や労働組合があってもその組合員の数が労働者の過半数を占めていない場合には、労働者の過半数を代表する者

労働者過半数代表者は、いわゆる管理監督者であってはならず（平成11年１月29日基発45号）、民主的な選出方法によって決定していかなければなりません。また、親睦会がある場合にその親睦会の代表者が自動的に労働者代表として選出されることは認められず（84ページ労働裁判例「トーコロ事件」参照）、選挙や立候補等によって選出することが求められます。

なお、労使間で何らかのトラブルを抱えており、職員が外部の労働組合に駆け込んでいるような場合には、その職員が職員代表の選出にあたって立候補することがあります。立候補することによって、今後の交渉を有利に働かせ、処遇の改善や病院内の組織の拡大等を狙うのですが、労使の円滑な関係がたちまち対立関係になり、職場風土が悪化するというケースもあり、院長や事務長としては頭の痛いところです。

そうした場合を回避するためには、選挙を行うといった方法が考えられます（図表３－15～16）。もちろん、対抗馬が出ることが前提であり、その対抗馬となる職員が他の職員から多大な信頼を受けるような人材であることが求められますが、労働者代表の選出にあたっては適正に実施し、多くの職員から信頼を得ている職員が代表者に選出されれば、今後のさまざまなルール決定にあたってもスムーズに進めることが十分に期待できます。

■ 労働者の過半数代表者の要件（平成11年１月29日基発45号）

次のいずれの要件も満たすものであること。

（１）法第41条第２号に規定する監督又は管理の地位にある者でないこと。

（２）法に基づく労使協定の締結当事者、就業規則の作成・変更の際に候補者から意見を聴取される者等を選出することを明らかにして実施される投票、挙手等の方法による手続きにより選出された者であり、使用者の意向によって選出された者ではないこと。なお、法第18条第２項、法第24条第１項ただし書、法第39条第５項及び第６項ただし書並びに法第90条第１項に規定する過半数代表者については、当該事業場に上記（１）に該当する労働者がいない場合（法第41条第２号に規定する監督又は管理の地位にある者のみの事業場である場合）には、上記（２）の要件を満たすことで足りるものであること。

■ 労働者の過半数代表者の選出手続（平成11年３月31日基発169号）

問　第６条の２に規定する「投票、挙手等」の「等」には、どのような手続が含まれているか。

答　労働者の話合い、持ち回り決議等労働者の過半数が当該者の選任を支持していることが明確になる民主的な手続が該当する。

トーコロ事件（最高裁・平成13年６月22日判決）

業務が原因で罹患した眼精疲労の治療のための通院を理由に、会社からの時間外労働命令を拒否したところ、解雇された事案。そもそも会社は、親睦会（「友の会」…社長のみならず全社員が加入）の代表者であるＡとの間で36協定を締結しており、「友の会」が労働組合の実質を備えていたことを根拠として、Ａが「労働者の過半数を代表する者」であった旨主張するものの「友の会」は、役員を含めた全従業員によって構成され「会員相互の親睦と生活の向上、福利の増進を計り、融和団結の実をあげる」ことを目的とする親睦団体であるから、労働組合でないことは明らかであり、このことは、仮に「友の会」が親睦団体としての活動のほかに、自主的に労働条件の維持改善その他経済的地位の向上を目的とする活動をすることがあることによって変わるものではなく、したがって、Ａが「友の会」の代表者として自動的に本件36協定を締結したにすぎないときには、Ａは労働組合の代表者でもなく、「労働者の過半数を代表する者」でもないから、本件36協定は無効というべきである。以上によると、本件36協定が有効であるとは認められないから、その余の点について判断するまでもなく、それを前提とする本件残業命令も有効であるとは認められず、これに従う義務があったとはいえない。よって、解雇は無効である。

図表３－15　A病院が実施した職員代表にあたっての選挙告示

告示

職員代表の選出にあたっての
立候補による選挙についてのお知らせ

平成25年●月●日
医療法人○○会

医療法人○○会では、労働基準法その他の法令に基づく「労働者の過半数を代表する者」（以下「職員代表」という。）を選出するにあたって、客観性・公平性を保つために立候補者を募り、選挙を実施します。

１．職員代表による役割
（１）賃金控除協定の締結（労基法第24条但し書）
（２）時間外労働・休日労働に関する協定の締結（労基法第36条）
（３）年次有給休暇の計画的付与に関する協定の締結（労基法第39条）
（４）就業規則を作成･変更する場合の意見の聴取、意見書の添付（労基法第90条）

（５）育児・介護休業に関する協定の締結（育児介護休業法第６条）
（６）雇用継続給付支給申請に係る承諾書の締結（雇用保険法施行規則第101条の８）
（７）衛生委員会の労働者側委員の推薦（安衛法第18条）
（８）定年後の継続雇用制度についての労使協定の締結（高年齢雇用安定法第９条）

２．職員代表の人数及び任期
人数／１名
任期／平成25年●月●日～平成26年●月●日（１年間）

４．立候補の届け出
「立候補の届出書」に必要事項を記載後、管理部門●●宛に提出をして下さい（提出期限●月●日）。

５．立候補にあたって
・労働基準法第41条第２号に規定する監督又は管理の地位にある者は立候補することができません。
・「立候補の届出書」は公開されます。
・勤務時間中は、職務に専念をしなければならず、選挙運動は禁止します。
・病院の敷地内に選挙事務所を設けることはできません。

６．選挙について
●月●日に全職員に投票用紙を配布し、●月●日に公開による選挙を行います。なお、譲渡・売買された投票用紙は無効となります。

７．立候補や選挙についてのお問い合わせ先
管理部門●●迄ご連絡下さい。

以上

図表3－16 職員代表選挙の届出書

職員代表選挙の届出書

立候補者氏	
入職日	年　　月　　日 (平成25年3月1日現在、勤続　　年　ヵ月)
職　種	
立候補に あたっての抱負	
誓約書	この度の立候補にあたって以下について誓約します。 （1）病院を混乱させるために立候補は致しません。 （2）勤務時間中は職務に専念し、選挙活動は一切行いません。 （3）投票用紙を譲渡・売買しません。 （4）病院の敷地内に選挙事務所は設けません。 上記に違反した場合には、立候補を自動的に辞退したものとして扱われることに一切の意義申し立てをしません。 署名：＿＿＿＿＿＿＿＿＿＿

(注意事項)

・本届出書は自筆によるものとし、代筆やパソコン等による作成は無効となります。

・本届出書はすべての職員に公開されます。

以上

Q&Aコラム 2

職員の副業は許されるのか？

Q 正職員として勤務している事務職員が勤務地から少し離れたコンビニエンスストアで深夜にアルバイトをしているようです。勝手に副業を行うことは大変許し難く、もともと業務のスピードも遅い職員でもあるため、できれば解雇したいと考えています。

A ワンポイントアドバイス

副業によって本来の業務に支障を及ぼしたかどうか、経営秩序を乱したり、使用者の利害を害することはなかったかという点を確認し、問題がないかぎり、職員の解雇は適切ではありません。

<詳細解説>

● 就業時間外の行動は拘束できない

職員の勤務時間外における副業は一般的に生活費を補う目的で行われますが、最近では生活水準の維持や向上のみならず、自分自身の小遣い稼ぎのために行っているケースも散見されます。特に深夜のアルバイトは割増賃金も含めた時給設定が一般的ですので、職員にとっては魅力的なようです。経営者の立場で考えれば、パートタイマーならともかく、正職員が通常の勤務時間外に他で就業することは決して気分のよいものではありません。そのため、すぐにでもその職員を解雇したいという気持ちは十分に理解できるのですが、そのステップに至るにはさまざまなハードルがあることを忘れてはなりません。

そもそも、正職員と事業主との間には、就業規則や労働契約書において、就業すべき時間が「原則○時○分～○時○分」といったように記載されており、その時間帯は職務に専念することが求められます。

しかし、それ以外の時間は本人の自由時間であるため、場所的拘束・時間的拘束をすることはできません。したがって、就業時間外の行動を理由に職員を解雇することは基本的に認められないことになります。

● 副業に関するルールを就業規則で明確化する

もっとも、職員の就業時間外の副業が無制限に認められるわけではありません。その副業によって、通常の勤務時間中に眠くなって集中力を欠きミスが多発するなど、業務に支障を与える場合や、同業で働くことで患者や利用者の情報が横流しされるリスクがあれば、副業を禁止するなど一定の制限を設けることができます。さらに、問題発生時には、就業規則に基づいた制裁処分を行うことも可能です。また、実際に患者情報等を漏えいされて、それによって損害を被ることがあれば、程度にもよりますが、損害額を算定して損害賠償を請求することができます。

しかしながら、多くの病院の労務管理の実態に目を向けると、現実的には副業にあたってのルールが存在しないことも少なくありません。このような何も管理していない状態でいきなり職員を解雇することは、権利の濫用（民法第１条）にあたり、トラブルを誘発するリスクを抱えます。

実際、副業の申請書を提出させることをルール化したり、副業については原則として禁止する旨を就業規則に記載するといった運用がされている病院は、残念ながら多くはありませんので、そうした状態ではトラブル発生率はより高まると考えたほうがよいでしょう。

病院における対策としては、運用ルールを就業規則等によって明確化すると同時に、副業を行う際には必ず届け出させるといったことをルール化する必要があり、さらに副業を行う職員に対して情報を漏えいさせないように注意喚起したほうがよいでしょう（図表３－17～18）。

もし副業の申請を行う職員がいるのであれば、その副業の時間によって本来の業務に支障を来すことがないように確認し、仮に業務に支障を来す恐れがあれば、その申請を認めるべきではありません。また、ルールがあるにも関わらず、それを無視して副業を行っていた場合には、その程度に応じて制裁処分はやむを得ず、場合によっては解雇を行わなければならないこともあり得るでしょう。

実際に、程度を超えた副業によって解雇されたことが有効とされた裁判例は複数あります。必ずしも解雇ができないということはありません。

図表3－17 就業規則記載例

第○条（副業の届け出）

1．職員は、○○病院以外で就労をする場合には、所定の申請用紙を提出しなければならない。この申請用紙を提出することなく就労をした場合には、制裁処分に課すことがある。

2．前項における就労とは、他の事業所に勤務する行為のみならず、自ら収入を得る手段も含めるものとする（趣味によって行う株式の売買やインターネットオークションの類は除く）。

図表3－18 副業にあたっての申請用紙例

○○病院　御中

副業にあたっての申請書

平成　　年　　月　　日

所　属		氏　名	印

副業先

勤務先	
住　所	
期　間	平成　　年　　月　　日　～　平成　　年　　月　　日
勤務時間帯	時　　分　～　　時　　分
業務内容	

<注意事項>

業務に支障が生じたり、○○病院の情報を漏洩させた場合には、制裁処分を課すことがあります。

● 副業を認める場合、保険や割増賃金はどうする？

職員が副業する理由はさまざまですが、たとえば、夫が失業して生活苦に陥っているため複数の職場を掛け持ちしたいというやむを得ないケースもあります。この場合、副業を認めなければ、職場にわからないように闇金融に手を出す職員が存在しないとも限らず、法外な利息等の支払いができなければ、さらにまた他の闇金融に手を出すといった悪循環に陥ることもあります。最終的にはその職員は職場から離れなければならなくなってしまい、病院としても大切な戦力を失うことになるため、生活苦に喘ぐ職員に対しては、生活費等の貸付金制度を福利厚生として用意してあげてもよいでしょう。

なお、職員の副業にあたっては、副業先で一定時間以上働くと健康保険や厚生年金保険など各種保険へ加入といった実務上の問題が生じることがあり、現在、加入している保険との整合性をどう図るのか検討しなければなりません。さらには割増賃金についても労働基準法第38条１項において「労働時間は、事業場を異にする場合においても、労働時間に関する規定の適用については通算する」と定めていますので、他の事業所で勤務したあとに通常の勤務先となる病院で勤務すると１日の法定労働時間を必然的に超過し、その超過時間について割増賃金の支払いを余儀なくされますので、こうした点も注意が必要となります（図表３－19）。

図表３－19　労働時間の通算方法

問題なし	A社 ５時間勤務	＋	B社 ３時間勤務	＝	総労働時間 ８時間		
要注意	A社 ５時間勤務	＋	B社 ３時間勤務	＋	B社 所定外 １時間勤務 割増賃金 支払義務	＝	総労働時間 ９時間

労働時間の通算方法は、法律に定めはないが、労働者の申告や事業所間で連絡をし合うことによって行うことになる。

副業に関する労働裁判例

事例１）橋元運輸事件（名古屋地裁・昭和47年４月28日判決）

会社の企業秩序には影響することなく、かつ会社に対しての労務の提供に格別に支障を来さない程度のものは、兼業には含まれないと解するのが相当である。

事例２）日通名古屋製鉄作業事件（名古屋地裁・平成３年７月22日判決）

会社の公休日の前後を利用して、１か月に４～５回程度の割合でタクシー運転手として勤務していた労働者に対して、タクシー運転手の勤務時間が会社の終業時間と重複する恐れがあったことや、時には深夜に及ぶことから、通常の余暇利用の利用とは異なる性格のものであって、会社に対する誠実な労務提供に影響を来す恐れがあることから、解雇を有効とした。

事例３）小川建設事件（東京地裁・昭和57年11月19日判決）

建設会社の事務員が会社に無断で就業時間後の午後６時から午前０時までキャバレーの会計係として勤務していたことが会社で禁止されている兼業に該当するとされた。そして、本件の兼業は毎日６時間にもわたりかつ深夜にも及ぶものであることから、単なる余暇利用のアルバイトの域を超え、労務の誠実な提供に支障を来す蓋然性が高いこと等から、解雇は企業秩序維持のためにやむを得ないものであり、権利の濫用にはあたらず解雇は有効とされた。

事例４）定森紙業事件（大阪地裁・平成元年６月28日判決）

和洋紙の販売会社の営業社員が同種会社の営業に関与していた件について、会社は黙認をしており、またそれによって会社に損害を及ぼしたとは認められないことから、会社で禁止されている兼業には該当せず、懲戒解雇は無効とされた。

第4編

医療機関に求められる組織管理術

1 医療機関における労働時間管理の重要性

1 看過できない当直や宿直の取り扱い

医療機関における人事労務トラブルで多く発生する問題のひとつに未払い残業代の問題があります。労働時間として就労したにも関わらず、その対価となる賃金の支払いがないことによってトラブルが生じますが、そもそも医療機関においては、患者が相手であるがゆえに、労働時間であるか否か、判断に迷うことで労使間のトラブルへと発展するケースが一般的です。そのため職員の労働時間の管理については注意が必要になります。

医療機関のなかには、夜勤の業務を「宿日直」と称して、その業務について「宿直手当」を支払っているケースがあります。しかし、宿直と夜勤の違いを明確に理解することなく、現在に至り、労働基準監督署から指導を受けるケースが少なからず散見されます。

そもそも「宿直」とは、勤務形態のひとつであり、「当該事業場に宿泊して行う定期的巡視、緊急の文書又は電話の収受、非常事態の発生に対処するための準備などを目的とする勤務」とされ、事前に「断続的な宿直又は日直勤務許可申請書」の提出によって所轄労働基準監督署長の許可を受ける必要があります（図表４－１）。

また、許可を受けるにあたっては、常態としてほとんど労働する必要がない勤務であるのみではなく、相当の睡眠設備が備わっていること、１週間に１回以内であることといった要件が定められており、こうした要件を実態の確認によって行われたあとに労働基準監督署から許可を受けることができます。

ところが、現実的には、深夜勤務の時間帯において、少なからず労働実態が散見され、宿日直の許可を得ていないのみならず、低額の宿直手当のみの支払いで運用しているケースがあります。実態として、労働を行っているのであれば、それは深夜の時間帯（午後10時から午前５時までの時間帯）に対しての深夜割増賃金の支払い対象であり、法定労働時間を超過しているのであれば、時間外労働に対しての割増賃金の支払いも必要となります。

図表４－１ 医療機関における休日及び夜勤勤務の適正化について

基発第0319007号
平成14年３月19日

都道府県労働局長　殿

厚生労働省労働基準局長

医療機関における休日及び夜間勤務の適正化について

一部医療機関においては、休日及び夜間勤務について、労働基準法第41条及び労働基準法施行規則第23条に基づく許可を受け、断続的労働である宿日直勤務として取り扱っているところであるが、このような医療機関のうち、救急医療を行う一部の医療機関において、宿日直勤務中に救急医療等の通常の労働が頻繁に行われているなど断続的労働である宿日直勤務として取り扱うことが適切でない例などが少なからず認められるところである。

また、休日及び夜間における宿日直業務に係る問題については、労働基準監督機関に対する申告が散見されるとともに、報道機関においても取り上げられているなど社会的な問題として顕在化しつつある状況が見られる。

ついては、これまでに宿日直勤務に係る許可を行った医療機関等に対して、今般、下記により宿日直勤務を中心とした休日及び夜間勤務の適正化を図ることとしたので遺憾なきを期されたい。

なお、社団法人日本病院協会等に対しては、別添のとおり、休日及び夜間勤務の適正化等について要請を行っているので申し添える。

記

1　基本的な考え方

労働基準法（以下「法」という。）第41条及び労働基準法施行規則第23条においては、断続的労働である宿日直勤務について、所轄労働基準監督署長の許可を受けた場合には、これに従事する労働者を法第32条の規定にかかわらず使用することができるとしている。したがって、これらの労働者については、突発的に通常の労働を行った場合を除き、法第36条に基づく労使協定の締結・届出等を行うことなく、また、法第37条に基づく割増賃金を支払うことなく、法定労働時間を超えて労働させることができるものである。

ここでいう宿日直勤務とは、所定労働時間外又は休日における勤務の一態様であり、当該労働者の本来業務は処理せず、構内巡視、文書・電話の収受又は非常事態に備えて待機するもの等であって常態としてほとんど労働する必要がない勤務である。医療機関における原則として診療行為を行わない休日及び夜間勤務については、病室の定時巡回、少数の要注意患者の定時検脈など、軽度又は短時間の業務のみが行われている場合には、宿日直勤務として取り扱われてきたところである。

しかしながら、宿日直勤務に係る許可を行った医療機関等においては、宿日直勤務において突発的に行われる通常の労働に対して割増賃金を支払ってないもの、宿日直回数が許可時の条件を上回っているものなどの問題が認められるものも散見される。また、救急医療体制の体系的な整備が進められてきたことに伴い、宿日直勤務において救急医療が頻繁に行われ、断続的労働である宿日直勤務として対応することが適切でない状況にあるにもかかわらず、断続的労働である宿日直勤務として法第36条に基づく労使協定の締結・届出等を行うことなく、また、法第37条に基づく割増賃金を支払うことなく労働させているものも少なからず認められるところである。

今回の一連の取組は、このような状況を踏まえ、宿日直勤務に係る許可を行った医療機関等を対象として、休日及び夜間勤務について、その労働実態を把握し、法第41条に基づく断続的労働である宿日直勤務として取り扱うことが適切であるかについて確認を行い、問題が認められる場合には、宿日直勤務に係る許可基準に定められた事項の履行確保を図ること又は宿日直勤務に係る許可の取消を行うことにより、その適正化を図ることとしたものである。

なお、本通達に基づく取組の対象とならない医療機関であっても、労働基準法等関係法令上の問題が認められる場合には、監督指導を実施するなどにより適切に対処することとする。

2　対象事業場

宿日直勤務に係る許可を受けた医療機関とすること。

3　具体的な対応

次の（1）から（3）まで順次実施すること。

（1）自主点検表の送付・回収による宿日直勤務の労働実態の把握及び分類

上記2の宿日直勤務に係る許可を受けた医療機関全数に対して、自主点検表を送付し、これを回収すること。また、回収した自主点検表に基づき、医療機関の現状の労働実態に対して、以下に示すところにより分類を行うこと。

ア　交代制を導入するなどにより既に宿日直勤務を行っていない医療機関

イ　宿日直勤務について、許可基準に定められた事項を満たしており、問題がないと考えられる医療機関

ウ　宿日直勤務について、一部許可基準に定められた事項を満たしてないものの、その労働実態から、引き続き休日及び夜間について断続的労働である宿日直勤務として取り扱うことが可能であると考えられる医療機関

エ　宿日直勤務中に救急医療が頻繁に行われるなどの労働実態から、休日及び夜間勤務を断続的労働である宿日直勤務として取り扱うことが適切でないと考えられる医療機関

（2）集団指導等の実施

ア（1）のアであって、宿日直勤務に係る許可を行っている医療機関については、その必要性がなくなっているので、現在の労働実態を確認の上、許可を取り消すこと。

イ（1）のウに対しては、集団指導を実施し、法第41条に基づく断続的労働である宿日直勤務の適正化等について改善指導を行うとともに、一定期日を付して、報告書の提出を求めること。

ウ（1)のエ及び自主点検表の未提出事業場に対しては、集団指導を実施し、法第41条に基づく断続的労働である宿日直勤務の趣旨及び許可基準に定められた事項の遵守又は交代制の導入等勤務体制の見直しを行う必要があることについて説明し、一定期日を付して報告書の提出を求めること。また、監督指導を通じて、休日及び夜間勤務の労働実態から断続的労働である宿日直勤務で対応することが適切でないことが明らかになった場合には、許可の取消を行う旨の説明を行うこと。

エ　集団指導に出席しない上記イ及びウの医療機関に対しては、別途文書による指導を行い、報告書の提出を求めること。

（3）監督指導の実施及び許可の取消

上記（2）のイ、ウ及びエにより指導を行ったにもかかわらず、報告書を提出しない医療機関及び報告書の内容から、断続的労働である宿日直勤務に問題があると考えられる医療機関に対しては、監督指導を実施すること。その結果、通常の労働が行われているにもかかわらず法第37条に基づく割増賃金を支払っていないなど許可基準に定められた事項上の問題点が認められた場合には、法違反として指摘するなど所要の措置を講じること。また、その労働実態から、断続的労働である宿日直勤務で対応することが適切でないことが明らかとなったものについては、許可の取消を行うこと。

出典：「医療機関における休日及び夜間勤務の適性化について」（厚生労働省）

こうしたことが、労働基準監督署に情報として入り、特に公立病院や大病院の医師職については、たびたびマスメディアによって大きく採り上げられています。そもそも今まで聖域として扱われていたこと自体に問題があるのですが、厚生労働省も2002（平成14）年に通達を出しており、継続的な指導や調査を実施しているため、医療機関側としては、賃金の支払い方法を含めて対策を講じる必要があります（図表４－２）。

2 仮眠時間は休憩として扱えない

「宿直業務」は労使の認識が異なりやすく、職員の訴えによって、その時間帯が労働時間であると裁判等によって認められれば、過去に遡及して最大２年間分の未払い額の支払いが余儀なくされることになります。特に、医療機関側が「仮眠時間があり休憩」という主張をしたとしても、そもそも仮眠時間というのは完全に労働から解放された時間ではないということで、休憩として扱うことは無理があることは裁判例（大星ビル管理事件等）や労働基準法第34条においても明らかにされています。

労働基準法第34条の条文にあるように、労働から完全に解放された時間ではない限りは労働時間として扱う必要があります。深夜勤務において、コールが鳴ればすぐに対応しなければならないような緊張感を伴った時間は自由であるということはできず、労働時間として扱わなければなりません。そして、深夜の時間帯における勤務については、深夜の割増賃金（25％）が必要であり、この支払いがなければ、職員からの請求や労働基準監督署による指導等によって支払いが余儀なくされることになります。

■大星ビル管理事件（東京高裁・平成８年12月５日判決）

ビル管理会社の従業員が配置されたビルで24時間勤務の途中に与えられる連続８時間の「仮眠時間」は、労働からの解放が保障された休憩時間とはいえず、実作業のない時間も含め、全体として使用者の指揮命令下にあるというべきであり、労働基準法上の労働時間に当たるとされた。そのため、仮眠時間を含んだ労働時間に対する法定の時間外割増賃金および深夜割増賃金の支払が必要であり、その場合の通常賃金は労働者の基準賃金を所定労働時間数で除した金額とすべきであるとされた。

図表4－2 許可を受ける際に必要な申請書

様式第10号（第23条関係）

断続的な宿直又は日直勤務許可申請書

事業の種類		事業の名称		事業の所在地	
宿直	総員数	1回の宿直員数	宿直勤務の開始及び終了時刻	1定期間における1人の宿直回数	1回の宿直手当
	人	人	自　時　分から 至　時　分まで		円
	就寝設備				
	勤務の態様				
日直	総員数	1回の日直員数	日直勤務の開始及び終了時刻	1定期間における1人の日直回数	1回の日直手当
	人	人	自　時　分から 至　時　分まで		円
	勤務の態様				

平成　　年　　月　　日

職名

使用者　　氏名　　　　印

労働基準監督署長　殿

労働基準法第34条（休憩）

使用者は、労働時間が六時間を超える場合においては少くとも四十五分、八時間を超える場合においては少くとも一時間の休憩時間を労働時間の途中に与えなければならない。

2　前項の休憩時間は、一斉に与えなければならない。ただし、当該事業場に、労働者の過半数で組織する労働組合がある場合においてはその労働組合、労働者の過半数で組織する労働組合がない場合においては労働者の過半数を代表する者との書面による協定があるときは、この限りでない。

3　使用者は、第一項の休憩時間を自由に利用させなければならない。

3 自宅における業務遂行の注意点

現在、一般家庭においてはパソコンやプリンター、インターネット環境が当然のごとく備わっていることが多く、自宅に居ながら職場同様に書類作成等の仕事ができるようになりました。そのため、抱えている業務量が多大で、とても期限内に処理できなかったり、院内外から頻繁に電話がかかってきて本来の業務に支障があるような場合に、自宅に仕事を持ち帰ることが相当数あるのではないかと推測されます。

従来からこうした自宅へ仕事を持ち帰ることについては、「風呂敷残業」等の表現が使われることがありましたが、近年、「割に合わない」「自宅で仕事をしない職員と公平性が欠ける」との思いから、「時間外労働ではないか」と主張し、残業の申請をしてくるケースがあとを絶ちません。

こうした残業の申請について、医療機関側が「それは認めることができない」と一蹴してしまうと、本人が抱える不満はその逃げ道を失いますので、職員が労働基準監督署や外部の労働組合に駆け込むことになる可能性があります。本人にしてみれば、たとえ自宅であっても仕事をしたという事実がありますので、その時間は労働時間という主張をしてくるのでしょうが、そうした自宅における時間が労働時間であるか否かという点については、労使間で認識の違いが生じやすいため注意しなければなりません。

そもそも労働基準法第32条における労働時間とは、「労働者が使用者の指揮命令下に置かれている時間」という考えが最高裁判例（三菱重工業長崎造船所事件［最高裁・平成12年３月９日判決］）で確立されていますので、指揮命令関係の有無がその判断にあたってのポイントとなります。

三菱重工業長崎造船所事件（最高裁・平成12年3月9日判決）

> 労働基準法（昭和六二年法律第九九号による改正前のもの）三二条の労働時間とは、労働者が使用者の指揮命令下に置かれている時間をいい、右の労働時間に該当するか否かは、労働者の行為が使用者の指揮命令下に置かれたものと評価することができるか否かにより客観的に定まるものであって、労働契約、就業規則、労働協約等の定めのいかんにより決定されるものではない。
>
> また、労働者が、終業を命じられた業務の準備行為等を事業所内において行うことを使用者から義務付けられ、又はこれを余儀なくされたときは、当該行為は、特段の事情のない限り、使用者の指揮命令下に置かれたものと評価することができ、当該行為に要した時間は、それが社会通念上必要と認められるものである限り、労働基準法（昭和六二年法律第九九号による改正前のもの）三二条の労働時間に該当する。

しかしながら、本来の就業場所とは異なる自宅という場所における仕事の遂行で指揮命令が及ぶのかという問題が一方で残ります。この点については、次の基準で労働時間であるか否かを総合的に判断することになります。

①一定の場所的な拘束の有無
②一定の時間的な拘束の有無
③一定の態度ないし行動上の拘束の有無
④一定の労務指揮的立場から行われる支配ないし監督的な拘束の有無
⑤一定の業務の内容ないし遂行方法上の拘束の有無

（安西愈著『労働時間・休日・休暇の法律実務』中央経済社より）

たとえば、自宅における業務の遂行については、職員が勝手に仕事を持ち帰ったということであれば、「①場所的な拘束」や「②時間的な拘束」を受けることがありませんので、否定的な要素となります。

また、自宅に居ながら仕事をしたとしても、その時間帯においてテレビを見ながら、ビールを飲みながら仕事をしているといった状況であれば、「③行動上の拘束」を受けないことになります。この点においても労働時間を否定する要素となり得るでしょう。さらには、「④監督的な拘束」や「⑤業務遂行法上の拘束」も受けないと推測できますので、労働時間と判断することは困難であると考えることができます。

最も、通常の勤務時間を超過して勤務しなければならないような状況であり、そうした事実を使用者側が黙認していたのであれば、「黙示の労働時間」としてその時間は割増賃金支払いの対象となります。そのためこうした点については注意を払わなければなりません。

■参考通達（昭和25年９月１日・基収第2983号）

使用者が具体的に指示した仕事が客観的にみて所定の勤務時間内では完了しないと認められる場合のように、超過勤務の黙示の指示によって法定労働時間を超えて勤務した場合でも時間外労働となり、使用者は割増賃金を支払う必要がある。

なお、自宅において業務を遂行することは、労働時間の問題だけではなく、情報管理に対しても十分注意を払う必要があります。情報管理については後述しますが、たとえば、「職員がデータを自宅に持ち帰る途中に車上荒らしに遭ってしまい、そのデータを盗まれた」とか、「自宅で仕事をしていたらインターネット回線を通じて機密データが流出した」などといったトラブルは枚挙に暇がなく、情報が漏えいした、あるいはその可能性があるという事実が公になれば、多大な信用を失うことにもなり、地域において悪評が立つのみならず、患者離れが生じる可能性もあります。

こうしたことから、まずは自宅で業務を遂行する行為自体を禁止する必要があり、万が一、業務が山積して処理しきれないということであれば休日出勤を認め、自宅には極力データや情報を持ち帰ることがないように注意したいものです。また、日々の業務において院内外から電話が頻繁に鳴って本来の業務が遂行できないということであれば、仕事に集中できる部屋を用意し、一定時間は電話を取り次がないといったルールも並行して考える必要があります。

4 労働時間の適切な管理方法

タイムカードによって労働時間を管理すれば、証拠が残ってしまうことからタイムカードを廃止したいと考える医療機関が時折あります。しかし、今までタイムカードを利用していたにも関わらず、急に廃止をしてしまうと時間外労働の実態を意図的に隠そうとする行為として労働基準監督署に悪質なイメージを持たれてしまう可能性が極めて高いため注意しなければなりません。

そもそも、使用者には労働時間を把握する義務があり、「労働時間の適正な把握のために使用者が講ずべき措置に関する基準」（平成13年４月６日・基発第339号）では、労働時間の適正な把握方法やその改善のための具体的な措置が示されています。実態として労働時間の管理を適切に行っていなければ、指導の対象とされる可能性があるため、注意が必要です。また、裁判例では厳密な労働時間管理が必要であることを示しています。

少し古い裁判例になりますが、2002（平成14）年２月28日の東京地裁の判決では、東京急行電鉄の駅員２人が「勤務開始前や終業後の点呼、引き継ぎにかかる５分20秒間は労働時間」だと訴え、同社を相手に２年分計約14万6,000円の支払いなどを求めた訴訟に対し、「点呼の80秒間は勤務時間」として、計約３万6,000円の支払いを命じました。同年３月１日付けの共同通信によれば、当時の裁判長はその判決理由で「労働時間は就業規則や労働契約ではなく、使用者の指揮命令下に置かれたかどうかで決めるべきだ」と指摘し、「点呼は上司と相対して体調や勤務の心構えなどを確認するもので、会社から義務付けられた行為」と述べ、これらにかかる出勤時60秒、退社時20秒は労働時間に当たるとしています。

労働時間の適正な把握のために使用者が講ずべき措置に関する基準（平成13年４月６日・基発第339号）

（１）始業・終業時刻の確認及び記録の原則的な方法として

ア　使用者が、自ら現認することにより確認し、記録すること。

イ　タイムカード、ICカード等の客観的な記録を基礎として確認し、記録すること。

（２）自己申告制によりこれを行わざるを得ない場合

ア　自己申告制を導入する前に、その対象となる労働者に対して、労働時間の実態を正しく記録し、適正に自己申告を行うことなどについて十分な説明を行うこと。

イ　自己申告により把握した労働時間が実際の労働時間と合致しているか否かについて、必要に応じて実態調査を実施すること。

ウ　労働者の労働時間の適正な申告を阻害する目的で時間外労働時間数の上限を設定するなどの措置を講じないこと。また、時間外労働時間の削減のための社内通達や時間外労働手当の定額払等労働時間に係る事業場の措置が、労働者の労働時間の適正な申告を阻害する要因となっていないかについて確認するとともに、当該要因となっている場合においては、改善のための措置を講ずること。

2 情報トラブルは労務管理の盲点

1 データ紛失、情報漏えいが招く経営危機

最近、特に医療機関の労務管理で気を付けなければならないのが情報管理についてではないかと思います。時折、新聞等において、学校の教師が生徒の成績の入ったUSBメモリを紛失したといったニュースが報道されますが、現実的には氷山の一角であり、データを紛失したかどうかも不明な状態で現在に至るケースは相当数あるのではないかと考えられます。特に医療機関の場合は患者情報の入ったデータを取り扱うことが多いため、もし外部に持ち出して紛失するようなことになれば、地域内で大騒動になり、病院の評判低下は避けられないでしょう（図表４－３）。

図表４－３ 某大学病院におけるデータ紛失についてのお詫び文

（お詫び）個人情報を含むUSBメモリの紛失について

平成25年Ｘ月Ｘ日
国立大学法人○○大学長
○○　○○

個人情報を含むUSBメモリの紛失について

本学病院（以下「当該病院」という）の医師（以下「当該医師」という）が、当該病院の患者○○○名分の個人情報を含むUSBメモリを紛失しました。

本学においては、個人情報の取扱いに関する規則を定め、個人情報の適切な管理に努めてまいりましたが、このたび、個人情報が入ったUSBメモリを紛失する事態となり、患者の皆さまをはじめ関係の皆様方に多大なご迷惑とご心配をおかけしましたことを深くお詫び申し上げます。

現時点で、本件に係る個人情報が第三者に流出したという情報や不正に使用さ

れた事実は確認されておりません。しかしながら、患者の皆さまの個人情報を保存したUSBメモリの所在が確認されないことは重大なことであり、責任の重さを痛感しております。

なお、本日の発表においては、個人情報保護の観点から、患者の皆さま及び関係の皆さま方に配慮した公表とさせていただきますので、ご理解のほどお願いいたします。

1　事実経過

当該医師が、臨床研究に活用するため、電子カルテを参考に資料を作成し、論文や実験データと併せて、USBメモリに保存しておりました。平成25年X月X日(X)、当該医師がUSBメモリを研究室で使用後、院内において紛失したものと思われます。当該医師からの報告に基づき、紛失したと思われる場所を探してまいりましたが、現時点において発見に至っておりません。

2　個人情報の内容

患者のデータ　XXX名分

(患者氏名、患者ID、性別、主治医名、年齢、入院日、病名、経過、検査所見等)

※住所、電話番号、連絡先は含まれておりません。

※一部の患者データ(XX名分)については、パスワードを設定しておりました。

3　該当される方に対する当該病院の対応

該当者全員に対して、X月X日までに届くよう、お詫びと状況説明のための文書を病院長名で送付させていただきました。

4　再発防止に向けた今後の取組み

当該病院の保有する患者さんの個人情報の保護につきましては、かねてより教職員に対し、厳正な取扱いの周知徹底を図っておりましたが、このような事態が二度と起こらないよう、個人情報の適正な管理について、以下のとおり教職員にあらためて注意喚起等を行いました。今後も継続して再発防止策に取り組む所存です。

(1) X月X日付で、病院長から当該病院の教職員・院生等に対し、個人情報の管理徹底について、注意喚起を行いました。

(2) 大学全体としては、本日付けで、個人情報の管理の徹底について、教職員に対し注意喚起を行ったところです。これまで、USBメモリの配付対象教職員の範囲を拡げ、在学生・教職員への情報セキュリティ教育を通じて、個人情報管理の徹底を図ってまいりましたが、引き続き、研修等を通じて、教職員等に対して個人情報の適切な取扱いについて法令遵守を徹底してまいります。

【本件に関する問合先】
○○大学病院
担当　○○
Tel：0XX－XXX－XXXX

2 情報漏えいを防ぐために徹底したい２つの対策

情報漏えいを防止するためには、次の２つの対策が必要です。

①個人所有の記録メディアは職場に持ち込ませない

そもそも個人が所有する記憶媒体を職場に持ち込むこと自体を禁止する必要があります。これはUSBメモリやSDカードのみならず、ノートパソコンやタブレット端末、デジタルカメラ等も含めて厳格に禁止すべきであり、勝手に持ち込んで使用した場合には、制裁を課すことも考えなければいけません。

どうしてもデータの持ち出しが必要である場合には、病院でパスワード設定が可能なUSBメモリを２～３個購入して「情報持出申請書」のようなものを用いて運用するといった方法がよいかと思います（図表４－４）。もっとも最近は、パソコンからインターネット回線を通じて、大容量データを送信することができますので、わざわざUSBメモリに入れて持ち出す必要もない場合もあります。そうしたデータ送信に関する対応をどのように規定するかについても検討の余地があります。

②就業規則や誓約書にルールを定め、必要に応じて改定する

たとえば電子メールの送受信は業務に限定するなど、内部における運用

図表4－4 資料持出申請書例

資料持出申請書

医療法人○○会　○○病院　御中

以下の書類（データ）を社外に持ち出したいため、申請致します。

部門：
氏名：

持出資料	具体的に
媒体	□紙 □デジタル（USBメモリ・その他　　　　　　　） □その他（　　　　　　　　　　　　　　　　　）
理由	具体的に
持出期間	平成　　年　　月　　日（　）　　時　　分 ～ 平成　　年　　月　　日（　）　　時　　分
返却日 （返却後に記載）	平成　　年　　月　　日（返却確認者／　　　　　）

注意点
1．許可なく病院に属する情報を社外に持ち出した場合は、制裁が課されることがあります。
2．情報を紛失した場合は、本人及び上長が弁済に応じることになります。

ルールについてもまとめ、就業規則で定めたルールに追記するとよいでしょう（図表4－5）。もちろん、就業規則においてすべてのルールを網羅することは限界があるため、別途「情報管理規程」という規定を作成してもよいかもしれません。

なお、情報漏えいに関しては、日常的な業務において、思いがけず発生す

図表4－5 就業規則の記載例（情報管理）

（情報管理）
第○条
1．職員は、病院が取り扱う情報（患者情報・経営情報・職員情報等）を如何なる場合も漏えいさせることなく取り扱わなければならない。
2．前項に反して、情報を漏えいさせた場合には、制裁に課すことがある。また、実際に○○病院が損害を被った場合には、損害にあたっての賠償額を請求することがある。
3．職員は、勤務にあたって、USBメモリやSDカード等の記憶媒体を○○病院の許可なく持ち込んで使用してはならない。
4．病院内における電子メールの利用は、業務に関するものに限って使用することができ、私的な相手に対しての送受信は厳禁とする。

るケースもあれば、職員が退職時に意図的に情報を持ち出すケースもあります。退職にあたって、患者データ等を持ち出し、それを開業の際にあいさつ文の送付等に用いるわけです。

そのため予防策として、入職時のみならず退職時においても誓約書を提出させ、心理的な抑止効果を狙うとよいでしょう（図表4－6）。こうした対策によって情報が持ち出される可能性がゼロになるわけではありませんが、何も対策を講じないよりは、漏えいリスクが減少することは間違いありません。

3 SNSやブログ等に関する対策

一方、最近では特に問題視されているのが、SNSやブログ等における情報発信です。職員が自身のSNSやブログで業務に関することを投稿し、機密情報が知らず知らずのうちに漏えいしてしまうことがあります。

たとえば、芸能人や有名人が自分の職場に来れば、その様子をSNSやブログ等で公開したいと思う気持ちはわからないでもありませんが、そのような倫理観の欠如した行動は、徹底した守秘義務が求められる医療人としては許されるわけがありません。

実際、ホテル業界や飲食業界において、アルバイト従業員がブログ等にて有名人の来店について公開したことで勤務先に苦情の電話が殺到し、経営者

図表4－6 退職時の誓約書例

退職にあたっての秘密保持に関する誓約書

医療法人○○会　○○病院　御中

平成　　年　　月　　日

私は　　年　　月　　日付にて○○病院を退職致しますが、○○病院に関する情報に関して、以下の事項を遵守することを誓約いたします。

第1条（秘密保持の確認）

私は○○病院を退職するにあたり、以下に示される○○病院の情報（以下「秘密情報」という）に関する資料等一切について、原本はもちろん、そのコピー及び関係資料等（デジタルデータを含む）を○○病院に返還し、自ら保有していないことを確認致します。

（1）病院の人事等に関する情報

（2）患者に関する情報

（3）以上の他、理事長・事務長特に秘密保持対象として指定した情報

第2条（退職後の秘密保持の誓約）

秘密情報については、○○病院を退職した後においても、私自身のため、あるいは他の事業者その他の第三者のために開示、漏洩もしくは使用しないことを約束致します。

第3条（損害賠償）

前各条項に違反して、○○病院の秘密情報を開示、漏洩もしくは使用した場合、○○病院が被った一切の損害を賠償する事を約束致します。

住所＿＿＿＿＿＿＿＿＿＿＿＿＿＿＿＿

氏名＿＿＿＿＿＿＿＿＿＿＿＿＿（署名）

自ら公の場で謝罪をしなければならなくなったケースは少なくなく、地域に対する評判を落とすのみならず、品格まで疑われます。そう考えると、SNSやブログ等によって業務に関することについて許可なく情報を発信しないといったルールは周知徹底させるべきであり、また、スマートフォンによってこっそりと写真撮影がされないように、職場への持ち込み物についても管理をする必要があります。

4 携帯電話の管理はどうする？

今や情報連絡ツールとして多くの職員が利用している携帯電話（スマートフォン）ですが、高い利便性を有する一方でさまざまなリスクを抱えていることを忘れてはなりません。特に、紛失すればたくさんの個人情報が入っていますので、前述したような多くのトラブルが想定されます。

そうした携帯電話については、個人が所持する携帯電話を業務に使用してもらう方法と病院が用意した携帯電話を本人に渡し、それを業務に使用してもらう方法と２通りの運用方法がありますが、情報の管理という点を考えると本人が退職したあとに個人所有の携帯電話に業務に関連する電話番号が入っているということは好ましくないため、多少の費用発生を伴っても、個人所有の携帯電話を業務に使用させることは控えるべきでしょう。

そして、病院所有の携帯電話の利用にあたっても、一定の管理をしなければ、私用に用いられたりする可能性は否定できませんので、随時利用状況等について確認することも本人に予め通知し、誓約書等において再確認させる必要があります（図表４－７）。

図表４－７ 携帯電話貸出申請書兼誓約書例

携帯電話貸出申請書兼誓約書

医療法人○○会　○○病院　御中

部　門		申請日	平成　　年　　月　　日
氏　名			

以下のとおり、○○病院の携帯電話の貸し出しについて申請します。

1．携帯電話番号

－　　　　　　　－

2．メールアドレス

○○○@○○○○○○

3．貸出期間中の誓約事項

①○○病院から貸与された携帯電話を私的に用いません。
②○○病院の許可なく私的に用いた場合には、通信・通話に要した費用を全額負担します。
③○○病院から貸与された携帯電話を第三者に貸与・譲渡しません。
④休職・退職時には貸与された携帯電話を速やかに返還します。
⑤貸与された携帯電話を破損または紛失した際には、新規購入に要する費用の実費を負担します。
⑥許可なく携帯メールアドレスを変更しません。

以上

3 施設運営に関するトラブルの具体的解決法

1 掲示物のルール

医療機関も規模が大きくなり、職員も増えてくるとそれぞれの病棟やフロア等によってある程度の裁量権を与え、管理を行ってもらうことになります。また、委員会活動やその他、さまざまな小集団が存在すれば、それぞれのPR活動も発生してくるため、掲示物が必要以上に無造作に貼られている光景を目にすることがあります。掲示物は行政からのお知らせ事項であったり、勤務表であったりとさまざまですが、職員が勝手に貼り出したり、なかには労働組合活動の一環として活用することもあるため何らかの管理が必要です。掲示物については一般企業、特に大企業の管理が大変参考になります。大企業の多くは一定のルールに従って運用しており、次の４点がポイントになります。

①掲示物を掲示する際には許可制度を用いる（図表４－８）
②管理部門が許可した掲示物のみ「許可印」を押印して掲示をする（図表４－９）
③掲示物は管理部門が指定した場所に限り、特定のフォーマットに従って掲示をする
④掲示物には掲示期限を設ける

一定の統制下のなかでルールを運用すれば、職員が勝手に掲示物を貼付することがなくなり、さらには外観を保つことができます。

2 文書の回覧は申請書で管理する

また、掲示板のみならず回覧についても職員が勝手に文書を回覧して組織を混乱させないように管理する必要があります。なかには、労働組合や政治団体の機関紙等を勝手に回覧させて困った経験を持つ医療機関も実際に存在しており、管理部門にて統制しながら十分な管理を行う必要があります。そのためには、図表４－10のような申請書に回覧文書を添付して、事前に事

務長や理事長等の許可を得たもののみが回覧することができるといったルールが考えられ、勝手に業務とは直接関係がない文書を回覧されるというリスクは軽減されるものと考えられます。

図表4－8 掲示物掲示許可申請書

掲示物掲示許可申請書

所　属		氏　名 (責任者)	
申請日	平成　　年　　月　　日（　）		
掲示物の名称			
掲示期限	平成　　年　　月　　日　～　平成　　年　　月　　日 (掲示期限は、最大2ヵ月間とする)		
区　分	□看護業務関連 □委員会関連 □その他（　　　　　　　　　　　　　）		
掲示希望場　所			
掲示目的(詳細記載)	…………………………………… …………………………………… ……………………………………		
誓約事項	以下について誓約致します。万が一、下記に反した場合には、法人が定めた制裁処分を受け、それに従います。 （1）掲示物の掲示によって職場を混乱させません。 （2）掲示期限は厳守します。		

申請者	責任者許可印	理事長許可印	保　管

図表4－9 許可印イメージ

事務部長	看護部長	理事長
提示許可済 年　月　日迄 事務部長	提示許可済 年　月　日迄 看護部長	提示許可済 年　月　日迄 理事長

図表4－10 回覧文書許可申請書

回覧文書許可申請書

所　属		氏　名 （起案者）	
申請日	平成　　年　　月　　日（　）		
回覧文書の名称			

回覧者	確認者は押印をすること

責任者許可印 （許可印がない文書回覧不可）	回覧後責任者確認印	理事長確認印	保　管

以上

4 超高齢社会に求められる高齢者の雇用管理

1 高齢者雇用にあたって注意すべき事項

近年の人材確保難によって、若い職員の確保が困難になってきたことの代替案として、中高年齢者の雇用を考える医療機関が増加傾向にあります。なかには看護師がなかなか確保できないために、70歳を超えた看護師を雇用している医療機関や、60歳の定年以降、そのまま継続して70歳近くまで勤務している職員も少なくありません。

しかし、高齢者の雇用にあたっては、「老眼であることを患者に知られたくないために老眼鏡をかけることなく注射をしたら失敗をした」といった高齢者特有のさまざまな問題が生じやすく、注意をしなければならないことがたくさんあります。

①健康問題への配慮

人間は誰しもが加齢によって体力の低下や健康問題を抱えることになります。体力の低下や健康問題を抱えているなかで、就労させることがよいのかどうかという疑問は残りますが、医療機関では看護体制の問題等によって高齢者職員を継続して雇用し続けなければならないという現状もあります。その場合、高齢者が働きやすい職場環境の整備が求められます（図表４－11)。

そうしたなか、1992（平成４）年５月に労働安全衛生法が改正され、快適な職場づくりが事業者の努力義務とされると同時に、同法第71条の３の規定により「事業者が講ずべき快適な職場環境の形成のための措置に関する指針」（快適職場指針）が厚生労働大臣から公表されました。この快適職場指針は、「作業環境の管理」「作業方法の改善」「労働者の心身の疲労の回復を図るための施設・設備の設置・整備」「その他の施設・設備の維持管理」の４つの視点から措置を講じることが望ましいとされており、さまざまな配慮が求められます。

図表4－11 高年齢労働者に見られる傾向

機　能	見られる傾向
視覚機能	● 40～50歳頃から視力が低下する ● 40歳前後から目が疲れる、かすむ、暗いところで字が読めなくなる等の老眼の症状が始まる
聴覚機能	● 周波数の高い音や子音が聞こえ難くなる ● 聴覚からの情報は記憶に残り難くなる
平衡感覚	● 40歳代より加齢に伴い低下する
運動能力	● 筋力、俊敏性、柔軟性、瞬発力等の運動機能は20歳前後より低下する ● 脚部の筋力は顕著に低下する
記憶能力	● 短期的な記憶力が低下する（古いことは覚えていても最近のことは忘れやすい）

出典：「高齢労働者も働きやすい快適職場づくり」（中央労働災害防止協会）

②腰痛対策

医療機関で働く高齢者の方は体力的な低下等によって腰痛を抱えている職員が少なくありません。その原因が加齢によるものなのか、これまでの仕事の蓄積によるものなのか、判然としないことが一般的ですが、仕事の蓄積ということであれば、やや厄介なことになります。

なぜならば、労働基準法第19条において、「使用者は、労働者が業務上負傷し、又は疾病にかかり療養のために休業する期間及びその後三十日間並びに産前産後の女性が第六十五条の規定によって休業する期間及びその後三十日間は、解雇してはならない」と定めていますので、腰痛を抱えてそれが労災であるということであれば、なかなか解雇することができないという問題が残るからです。在籍はするものの出勤はせず、さらには社会保険加入者であれば、社会保険料の本人負担分を医療機関が立替続けることになるため、管理面においても気になるところです。

また、労働契約法第５条においては、従業員に対しての安全配慮義務が求められており、業務に起因して病気やけがを負ったということであれば損害賠償請求を受けるリスクを抱えることになります。

もっとも、ある程度、高齢の方の場合は、本人からこれは労災であるという申告があったとしても、管轄の労働基準監督署の調査によって加齢が原因ということで、労災認定を受けることができないことが一般的であり、その判定にあたっては、「業務上腰痛の認定基準等について」に定める基準に基づいて決定されることになります。

なお、健康管理という点においては、特に60歳以上の職員に対しては、より厳格な管理を行うことを検討しなければなりません。

たとえば、送迎を専門に行っているドライバーを例に挙げてみると、仮に正職員ではなくパートタイマーとして勤務している職員であったとしても、反射神経の鈍さや視力の低下等によって送迎途中に事故を起こしやすくなっていたりすることもあるため、契約の更新条項のひとつとして、健康診断の結果をもとに医師が就労することが可能と認められることを条件とすることを検討してもよいでしょう。

労働基準法第19条（解雇制限）

使用者は、労働者が業務上負傷し、又は疾病にかかり療養のために休業する期間及びその後三十日間並びに産前産後の女性が第六十五条の規定によって休業する期間及びその後三十日間は、解雇してはならない。

労働契約法第５条（労働者の安全への配慮）

使用者は、労働契約に伴い、労働者がその生命、身体等の安全を確保しつつ労働することができるよう、必要な配慮をするものとする。

「業務上腰痛の認定基準等について」（昭和51年10月16日・基発第750号）

腰痛の業務上外の取扱い等については、昭和43年２月21日付け基発第73号通達をもって示しているところであるが、その後の医学的情報等について「腰痛の業務上外の認定基準の検討に関する専門家会議」において検討を続けてきたところ今般その結論が得られたので、下記のとおり改訂することとし、これに伴い上記通達を廃止するので、今後の事務処理に遺憾のないよう万全を期されたい。

1　災害性の原因による腰痛

業務上の負傷（急激な力の作用による内部組織の損傷を含む。以下同じ。）に起因して労働者に腰痛が発症した場合で、次の二つの要件のいずれをも満たし、かつ、医学上療養を必要とするときは、当該腰痛は労働基準法施行規則（以下「労基則」という。）別表第１の２第１号に該当する疾病として取り扱う。

（1）腰部の負傷又は腰部の負傷を生ぜしめたと考えられる通常の動作と異なる動作による腰部に対する急激な力の作用が業務遂行中に突発的なできごととして生じたと明らかに認められるものであること。
（2）腰部に作用した力が腰痛を発症させ、又は腰痛の既往症若しくは基礎疾患を著しく増悪させたと医学的に認めるに足りるものであること。

2　災害性の原因によらない腰痛

重量物を取り扱う業務等腰部に過度の負担のかかる業務に従事する労働者に腰痛が発症した場合で当該労働者の作業態様、従事期間及び身体的条件からみて、当該腰痛が業務に起因して発症したものと認められ、かつ、医学上療養を必要とするものについては、労基則別表第1の2第3号2に該当する疾病として取り扱う。

1．災害性の原因による腰痛
（1）ここでいう災害性の原因とは、通常一般にいう負傷のほか、突発的なできごとで急激な力の作用により内部組織（特に筋、筋膜、靱帯等の軟部組織）の損傷を引き起こすに足りる程度のものが認められることをいう。
（2）災害性の原因による腰痛を発症する場合の例としては、次のような事例があげられる。
イ　重量物の運搬作業中に転倒したり、重量物を2人がかりで運搬する最中にそのうちの1人の者が滑って肩から荷をはずしたりしたような事故的な事由により瞬時に重量が腰部に負荷された場合
ロ　事故的な事由はないが重量物の取扱いに当たってその取扱い物が予想に反して著しく重かったり、軽かったりするときや、重量物の取扱いに不適当な姿勢をとったときに脊柱を支持するための力が腰部に異常に作用した場合
（3）本文記の1の（1）で「腰部の負傷を生ぜしめたと考えられる通常の動作と異なる動作による腰部に対する急激な力の作用が業務遂行中に突発的なできごととして生じたと明らかに認められるものであること」を認定の要件としたのは、腰部は常に体重の負荷を受けながら屈曲、伸展、回旋等の運動を行っているが、労働に際して何らかの原因で腰部にこれらの通常の運動と異なる内的な力が作用していわゆる「ぎっくり腰」等の腰痛が発症する場合があるので、前記（2）に該当するような災害性の原因が認められた場合に発症した腰痛を業務上の疾病として取り扱うこととしたことによるものである。

ぎっくり腰等の腰痛は、一般的には漸時軽快するものであるが、ときには発症直後に椎間板ヘルニアを発症したり、あるいは症状の動揺を伴いながら後に

なって椎間板ヘルニアの症状が顕在化することもあるので椎間板ヘルニアを伴う腰痛についても災害性の原因による腰痛として補償の対象となる場合のあることに留意すること。

（4）本文記の1の（2）で「腰部に作用した力が腰痛を発症させ、又は腰痛の既往症若しくは基礎疾患を著しく増悪させたと医学的に認めるに足りるものであること」を認定要件としたのは、腰痛の既往症又は基礎疾患（例えば椎間板ヘルニア、変形性脊椎症、腰椎分離症、すべり症等）のある労働者であって腰痛そのものは消退又は軽快している状態にあるとき、業務遂行中に生じた前記の災害性の原因により再び発症又は増悪し、療養を要すると認められることもあるので、これらの腰痛についても業務上の疾病として取り扱うこととしたことによるものである。

（5）本文記の1の（1）及び（2）に該当しない腰痛については、たとえ業務遂行中に発症したものであっても労基則別表第1の2第1号に掲げる疾病には該当しない。なお、この場合同別表第3号2に該当するか否かは別途検討を要するので留意すること。

2．災害性の原因によらない腰痛

（1）腰部に過度の負担のかかる業務に比較的短期間（おおむね3ヵ月から数年以内をいう。）従事する労働者に発症した腰痛

イ　ここにいう腰部に負担のかかる業務とは、次のような業務をいう。

（イ）　おおむね20kg程度以上の重量物又は軽重不同の物を繰り返し中腰で取り扱う業務

（ロ）　腰部にとって極めて不自然ないしは非生理的な姿勢で毎日数時間程度行う業務

（ハ）　長時間にわたって腰部の伸展を行うことのできない同一作業姿勢を持続して行う業務

（ニ）　腰部に著しく粗大な振動を受ける作業を継続して行う業務

ロ　腰部に過度に負担のかかる業務に比較的短期間従事する労働者に発症した腰痛の発症の機序は、主として筋、筋膜、靱帯等の軟部組織の労作の不均衡による疲労現象から起こるものと考えられる。したがって疲労の段階で早期に適切な処置（体操、スポーツ、休養等）を行えば容易に回復するが、労作の不均衡の改善が妨げられる要因があれば療養を必要とする状態となることもあるので、これらの腰痛を業務上の疾病として取り扱うこととしたものである。なお、このような腰痛は、腰部に負担のかかる業務に数年以上従事した後に発症することもある。

（２）重量物を取り扱う業務又は腰部に過度の負担のかかる作業態様の業務に相当長期間（おおむね10年以上をいう。）にわたって継続して従事する労働者に発症した慢性的な腰痛

イ　ここにいう「重量物を取り扱う業務」とは、おおむね30kg以上の重量物を労働時間の３分の１程度以上取り扱う業務及びおおむね20kg以上の重量物を労働時間の半分程度以上取り扱う業務をいう。

ロ　ここにいう「腰部に過度の負担のかかる作業態様の業務」とは、前記イに示した業務と同程度以上腰部に負担のかかる業務をいう。

ハ　前記イ又はロに該当する業務に長年にわたって従事した労働者に発症した腰痛については、胸腰椎に著しく病的な変性（高度の椎間板変性や椎体の辺縁隆起等）が認められ、かつ、その程度が通常の加齢による骨変化の程度を明らかに超えるものについて業務上の疾病として取り扱うこととしたものである。

エックス線上の骨変化が認められるものとしては、変形性脊椎症、骨粗鬆（しょう）症、腰椎分離症、すべり症等がある。この場合、変形性脊椎症は一般的な加齢による退行性変性としてみられるものが多く、骨粗鬆症は骨の代謝障害によるものであるので腰痛の業務上外の認定に当たってはその腰椎の変化と年齢との関連を特に考慮する必要がある。腰椎分離症、すべり症及び椎間板ヘルニアについては労働の積み重ねによって発症する可能性は極めて少ない。

３　業務上外の認定に当たっての一般的な留意事項

腰痛を起こす負傷又は疾病は、多種多様であるので腰痛の業務上外の認定に当たっては傷病名にとらわれることなく、症状の内容及び経過、負傷又は作用した力の程度、作業状態（取扱い重量物の形状、重量、作業姿勢、持続時間、回数等）、当該労働者の身体的条件（性別、年齢、体格等）、素因又は基礎疾患、作業従事歴、従事期間等認定上の客観的な条件の把握に努めるとともに必要な場合は専門医の意見を聴く等の方法により認定の適正を図ること。

４　治療

（１）治療法

通常、腰痛に対する治療は、保存的療法（外科的な手術によらない治療方法）を基本とすべきである。しかし、適切な保存的療法によっても症状の改善が見られないもののうちには、手術的療法が有効な場合もある。この場合の手術方式は

腰痛の原因となっている腰部の病変の種類によってそれぞれ違うものであり、手術によって腰部の病変を改善することができるか否かについては医学上慎重に考慮しなければならない。

（2）治療の範囲

腰痛の既往症又は基礎疾患のある労働者に本文記の1又は2の事由により腰痛が発症し増悪した場合の治療の範囲は、原則としてその発症又は増悪前の状態に回復させるためのものに限る。ただし、その状態に回復させるための治療の必要上既往症又は基礎疾患の治療を要すると認められるものについては、治療の範囲に含めて差し支えない。

（3）治療期間

業務上の腰痛は、適切な療養によればほぼ3、4ヵ月以内にその症状が軽快するのが普通である。特に症状の回復が遅延する場合でも1年程度の療養で消退又は固定するものと考えられる。しかし、前記2の（2）に該当する腰痛のうち、胸腰椎に著しい病変が認められるものについては、必ずしも上記のような経過をとるとは限らない。

5　再発

業務上の腰痛が一たん治ゆした後、他に明らかな原因がなく再び症状が発現し療養を要すると認められるものについては、業務上の腰痛の再発として取り扱う。

ただし、業務上の腰痛が治ゆ後1年以上の症状安定期を経た後に他に原因がなく再発することは非常に稀であると考える。

出典：「業務上腰痛の認定基準について」（厚生労働省）

2 再雇用時の退職金の支払いはどうする？

超高齢社会を迎えた日本において、高齢者の雇用は今まで以上に考えていかなければならない経営課題のひとつですが、その一方で処遇の管理については盲点となり、トラブルが生じることがあるため注意が必要です。特に退職金制度については、多くの医療機関で60歳定年制による制度設計がされていますが、内容を精査すると不備がみられる場合もあります。

たとえば、定年前後に採用され、その後65歳前後まで雇用された場合に退職金がどのように支払われるのかといったことが退職金規程に具体的に明記されていなければ、働く職員としては、自分に有利に解釈するため、改めて対象者等で明確にしておく必要があります。

大興設備開発事件（大阪高裁・平成９年10月30日判決）

採用時に60歳を超えていた高齢労働者が自分にも就業規則の退職金規程が適用されるとして、退職時に退職金規程に基づいて退職金を請求した事案。就業規則には、適用対象を正社員と高齢者に分けて規定しておらず、規程の内容も従業員全般に及ぶものであった。会社は、正社員のみに適用されることを念頭において就業規則を作成したものであり、出来上がった規程は正社員のみに見せて高齢者には見せていないと主張。裁判所は、就業規則のなかには高齢者も適用されることを前提とした記載もあり、高齢者には適用しないという定めはないことから、高齢者にも適用されると示した。

5 有期雇用契約職員の労務管理

1 労働契約法改正で何が変わったのか

2013（平成25）年4月1日より、労働契約法の一部が改正され、今後の有期雇用契約者の雇用管理を見直さなければならなくなりました。この法改正においては、有期雇用者の継続雇用期間が5年を超えた場合には、本人からの申し出があれば、これまでの有期雇用契約から無期契約に転換をすることができるということになったため、従来の6か月契約や1年契約を無意識のまま更新し続けると、有期雇用契約の意味がなくなってしまうことになります（図表4－12）。

図表4－12 無期転換の申込みができる場合

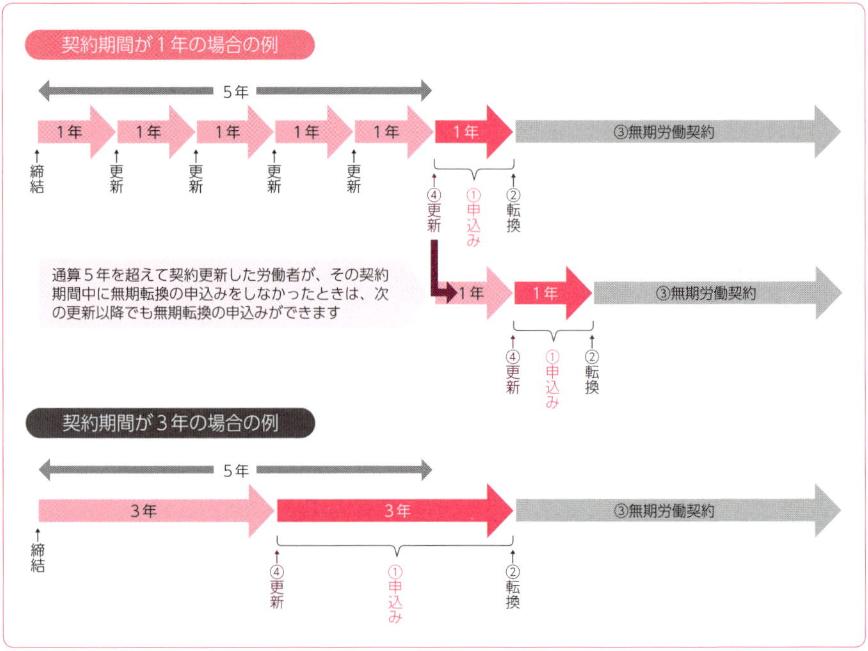

出典：「労働契約法改正のポイント」（厚生労働省）

法改正の対象は、2013（平成25）年４月１日以降の契約更新日が起算日となるため、現実的には５年後の2018（平成30）年頃に多くの医療機関において少なからず混乱が生じることが考えられます。

この法改正により、多くの有期雇用契約職員は、申し出ればそのまま問題なく無期契約職員になりますが、有期雇用契約職員の多くは、時間給で賃金が支払われており、賞与は寸志程度、退職金についても対象外となっているケースが一般的です。ところが、無期転換になることによって、特に他の正職員同様に１日８時間程度の勤務をするフルタイム勤務の有期雇用契約職員は、正職員との違いに対して不満を抱き処遇の改善を求めて院長や事務長に対して申し出をしてくる可能性が十分に考えられます。

そうした点を考えると、現段階から、有期雇用契約職員が無期契約職員へ転換した場合を想定した人事制度の見直しは不可欠となり、不満を招かない対策が急務となります。

また、無期契約職員への転換については年齢制限が設けられていないため、たとえば職員を61歳で雇用した場合、５年を経過した66歳以降に本人より無期契約に転換することを希望されれば、それを拒否することができず、66歳以降、無期契約で雇用しなければならないといけないといった問題が発生します。

2 雇用契約書に記載すべき事項

一般的に医療機関の場合、正職員以外のパートタイマーについては、６か月間や１年間といった有期の雇用契約を締結します。ところが、有期契約労働者の契約更新については、解雇や雇止めに関するトラブルが多いため、「有期労働契約の締結、更新及び雇止めに関する基準」（平成15年厚生労働省告示第357号／改正平成20年１月23日）が出されており、その後、契約を更新するか否か（「更新の有無」と「判断の基準」、更新をしない可能性があればそれはどういった理由によるものなのか）を伝える必要があります。

具体的に「更新の有無」については、自動的に更新する、更新する場合があり得る、契約の更新はしない等を明示することとされており、「判断の基準」については、契約期間満了時の業務量、労働者の勤務成績・態度、職員の業務処理能力、病院の経営状況、従事している業務の進捗状況等により判

■ 有期労働契約の締結及び更新・雇止めに関する基準　第１条（契約締結時の明示事項等）

1　使用者は、期間の定めのある労働契約（以下「有期労働契約」という。）の締結に際し、労働者に対して、当該契約の期間の満了後における当該契約に係る更新の有無を明示しなければならない。
2　前項の場合において、使用者が当該契約を更新する場合がある旨明示したときは、使用者は、労働者に対して当該契約を更新する場合又はしない場合の判断の基準を明示しなければならない。
3　使用者は、有期労働契約の締結後に前２項に規定する事項に関して変更する場合には、当該契約を締結した労働者に対して、速やかにその内容を明示しなければならない。

断するなどが挙げられています。このように、有期雇用契約者に対する雇用契約書については、こうした事項の記載が不可欠となっています。

とはいえ、有期雇用契約の職員の視点で考えてみれば、毎回更新の都度、雇用の不安定さを感じる可能性は十分にあり、転職活動等に支障が生じる可能性もあります。そのため、上記基準においては、有期雇用契約が３回以上更新されているか、１年を超えて継続して雇用されている対象者に限っては、契約の更新をしない場合に少なくとも契約の期間が満了する日の30日前までに、その予告をしなければならないことを求めています。

もっとも、有期雇用者の雇止めに関しては、現実的にトラブルが多く、裁判にまで発展するケースが少なくありません。こうした雇止めについて争われた裁判例を見ると６つの判断要素を用いて当該契約関係の状況を総合的に判断している傾向があります。

さらには、裁判例について類型化を試みると、有期労働契約を４つのタイプに分けることができ、タイプごとに判断要素に関する状況や雇止めの可否について一定の傾向があるようです（図表４－13）。

図表4－13 有期労働契約の雇止めに関する裁判例の傾向

判断要素	業務の客観的内容	契約上の地位の性格	当事者の主観的態様	更新の手続・実態	他の労働者の更新状況	その他
具体例	・従事する仕事の種類・内容・勤務の形態（業務内容の恒常性・臨時性、業務内容についての正社員との同一性の有無等）	・地位の基幹性・臨時性（嘱託・非常勤講師等） ・労働条件についての正社員との同一性の有無	・継続雇用を期待させる当事者の言動・認識の有無・程度等（採用に際しての雇用契約の期間や、更新ないし継続雇用の見込み等についての雇主側からの説明等）	・契約更新の状況（反復更新の有無・回数、勤続年数等） ・契約更新時における手続の厳格性の程度（更新手続の有無・時期・方法、更新の可否の判断方法等）	・同様の地位にある他の労働者の雇止めの有無等	・有期労働契約を締結した経緯 ・勤続年数・年齢等の上限の設定等

契約関係の状況	1 期間満了後も雇用関係が継続するものと期待することに合理性は認められないもの〈純粋有期契約タイプ〉	2 期間の定めのない契約と実質的に異ならない状態に至っている契約であると認められたもの〈実質無期契約タイプ〉	3 雇用継続への合理的な期待が認められる契約であるとされ、その理由として相当程度の反復更新の実態が挙げられているもの〈期待保護（反復更新）タイプ〉	4 雇用継続への合理的期待が、当初の契約締結時等から生じていると認められる契約であるとされたもの〈期待保護（継続特約）タイプ〉
事案の特徴	・業務内容が臨時的な事案があるほか、臨時社員など契約上の地位が臨時的な事案が多い。 ・契約当事者が期間満了により契約関係が終了すると明確に認識している事案が多い。 ・更新の手続が厳格に行われている事案が多い。 ・同様の地位にある労働者について過去に雇止めの例がある事案が多い。	・業務内容が恒常的であり、更新手続が形式的な事案が多い。 ・雇用継続を期待させる使用者の言動が認められる事案が多い。 ・同様の地位にある労働者について過去に雇止めの例がほとんどない事案が多い。	・業務内容が恒常的であり、更新回数が多い。 ・業務内容が正社員と同一でない事案、同様の地位にある労働者について過去に雇止めの例がある事案がある。	・更新回数は概して少なく、契約締結の経緯等が特殊な事例が多い。
雇止めの可否	原則どおり契約期間の満了によって当然に契約関係が終了するものとして、雇止めの効力は認められる。	解雇に関する法理の類推等により契約関係の終了に制約 ほとんどの事案で雇止めは認められていない。	経済的事情による雇止めについて、正社員の整理解雇とは判断基準が異なるとの理由で、雇止めを認めた事案がかなり見られる。	当該契約に特殊な事情等の存在を理由として雇止めを認めない事案が多い。

出典：「有期労働契約の締結、更新及び雇止めに関する基準について」（厚生労働省）

有期雇用契約に関する労働裁判例

◆契約締結時の期間の定めの明示に関する裁判例

事例１）ソニー長崎事件（長崎地裁大村支部・平成５年８月20日判決）

雇用契約書はないものの、雇用期間が記載された募集広告、採用通知書の内容などから、当該労働契約は期間の定めがある契約であると判断された。

事例２）愛徳姉妹会事件（大阪地裁・平成14年５月30日判決）

中途採用者につき、求人票には、雇用期間の欄に記載がなく、定年が60歳であること等の記載があった事例について、労働者が他企業の内定を断って応募してきたこと等を勘案して、労働契約締結時にこれと異なる合意をするなどの特段の事情のない限り、求人票の内容が雇用契約の内容となり、期間の定めがない求人票によって応募したものであるから、契約書の記載（１年間）にかかわらず、期間の定めのない職員であることを内容として成立したとされた。

事例３）日欧産業協力センター事件（東京高裁・平成17年１月26日判決）

１年間の期間の定めのある労働契約である初期契約の締結後、約６年間、契約更新の手続は一切なく、労働契約に期間の定めのあることを確認する手続もなかったが、説明内容、契約書の記載内容、勤務内容等から、初期契約更新後の契約についても１年の期間の定めがあるものと了解されていたものと考えるのが最も自然であり合理的であるとして、初期契約の更新後は期間の定めのない労働契約として存続することとしたものと認定判断した一審判決が退けられた。

◆処遇の均衡に関する裁判例

事例１）丸子警報器事件（長野地裁上田支部・平成８年３月15日判決）

同一（価値）労働同一賃金の原則が、労働関係を規律する一般的な法規範として存在していると認めることはできないが、同原則の基礎にある均等待遇の理念は、賃金格差の違法性判断において、ひとつの重要な判断要素として考慮されるべきものであり、原告ら女性臨時社員と同じライン作業に従事する女性正社員について、従事する職種、作業の内容、勤務時間及び日数並びにいわゆるQCサークル活動への関与などすべてが同種であることなど、労働内容がその外形面でも会社への帰属意識という内面においても同一であるにも関わらず、原告らの賃金が同じ勤続年数の女性正社員の８割以下となるときは、許容される賃金格差の範囲を明らかに超え、その限度において使用者の裁量が公序良俗違反になるとした。

事例２）日本郵便逓送（臨時社員・損害賠償）事件（大阪地裁・平成14年５月22日判決）

同一労働同一賃金の原則が一般的な法規範として存在しているとはいいがたく、一般に、期間雇用の臨時従業員について、これを正社員と異なる賃金体系によって雇用することは、正社員と同様の労働を求める場合であっても、契約の自由の範疇であり、何ら違法ではないとした。また、憲法14条、労働基準法３条、４条違反でもないとした。

事例３）京都市女性協会事件（京都地裁・平成20年７月９日判決）

憲法14条及び労働基準法４条の根底にある均等待遇の理念、ILO100号条約等が締約されている下での国際情勢及び労働契約法等が制定されたことを考慮すると、パートタイム労働法８条に反していることないし同一価値労働であることが明らかであることが明らかに認められるのに、労働に対する賃金が相応の水準に達していないことが明らかであり、かつ、その差額を具体的に認定し得るような特段の事情がある場合には、当該賃金処遇が均衡処遇の原則に照らして不法行為を構成する余地があるとした。

１年の有期契約を更新していた嘱託職員（短時間勤務）について、主体的に責任をもって業務を遂行し質の高い業務を行っていたことは認めたものの、業務が限定され有期で職務ローテーションの対象でないこと等からすると、原告は、通常の労働者と同視すべき短時間労働者に該当するとは認めがたく、ほかにどのような賃金にすべきかについて判断すべき事実がないことから、一般職員との格差・適否を判断することはできないとされた。

事例４）学校法人立教女学院事件（東京地裁・平成20年12月25日判決）

我が国には、未だ、長期雇用が予定されている労働者と短期雇用が予定されている有期雇用労働者との間に単純に同一労働同一賃金原則が適用されるとすることが公の秩序となっているとはいえないとされた。

事例５）いすゞ自動車（期間労働者・仮処分）事件（宇都宮地裁栃木支部・平成21年５月12日判決）

休業期間中に平均賃金の60%の休業手当を支給しても、使用者側の一方的決定によって40%を不支給とすることは、重大な不利益であり、包括的、一律に長期間にわたり休業させることの合理性は、個別に休業日を定める場合に比して、高度なものを要するとされ、期間労働者に対し、契約期間の満了日までの数か月という長期間にわたる休業によって、一方的に不利益を課する休業処分の合理性は、期間の定めのない労働者に対する場合と比べて、より高度なものを要するべきであるとされた。

さらに、正社員と期間労働者との間の休業の措置の差別的取扱いについては、労働契約法の基本理念の規定中に、均衡処遇の理念が盛り込まれていることを併せて考慮すると、その差別的な取扱いをもって直ちに合理性を否定することはしないとしても、少なくとも、そのような差別の有無・程度・内容は、合理性の判断における重要な考慮要素となるとされた。

◆職種限定の合意に関する裁判例

事例）東京海上日動火災保険（契約係社員）事件（東京地裁・平成19年３月26日判決）

損害保険の契約募集等に従事する外勤の正規従業員の労働契約について、その業務内容、勤務形態及び給与体系が、他の内勤職員とは異なる職種としての特殊性及び独自性が存在し、そのため使用者は職種及び勤務地を限定して労働者を募集し、それに応じた者と当初有期契約を締結し、正規従業員への登用後もその限定の合意が正規労働者としての労働契約にも黙示的に引き継がれたとされた。

職務限定の合意を伴う労働契約関係にある場合でも、採用経緯と当該職種の内容、職種変更の必要性の有無・程度、変更後の業務内容の相当性、配転による労働者の不利益の有無・程度、代替措置等を考慮し、他職種への配転を命ずるについて正当な理由があるとの特段の事情が認められる場合には、当該職種への配転を有効と認めるのが相当であるとされた。

Q&Aコラム ③ 送迎車両で事故を起こした場合の損害賠償

Q 当院では、遠隔地に住む患者を送迎するためにマイクロバスを使用しています。先日、送迎の途中にドライバーが居眠り運転し、ガードレールに激突をして車両を大きく損傷させてしまいました。幸いにも患者に怪我はなかったのですが、損傷した車両の修理代を全額職員に負担してもらいたいと考えています。問題ないでしょうか？

A ワンポイントアドバイス

職員が業務にあたって、社有車を損傷させた場合、損害賠償を求めること自体は原則として可能です。しかし、重度の過失や故意によるものでないかぎり、損害額の全額を負担させることは適切でなく、最大でも一定の限度内（4分の1程度以内）で負担してもらうのが現実的ではないかと考えます。

＜詳細解説＞

● 全額を賠償させることは非現実的

社用車を使って送迎業務を行えば、残念ながら一定確率で事故が発生します。事故により車両が損傷すれば、修理代が相当な金額になることもありますので、事故を起こした職員に猛省を促し、丁寧に車両を扱ってもらいたいという思いから、損害額を全額負担させたい気持ちはわからないでもありません。

しかし、さまざまな労働裁判例では、一定の限度までしか負担させることができなかったり、負担させること自体認められないといった見解を示しており、職員に対して損害額を全額負担させることは不適切であることがわかります。

損害賠償についての代表的な労働裁判例（茨城石炭商事事件［最高裁第一小・昭和51年7月8日判決］）では、「使用者はその事業の性格、規模、施設の状況、被用者の業務の内容、労働条件、勤務態度、加害行為の態様、加害行為の予防若しくは損失の分散についての使用者の配慮の程度その他諸般の事情に照らし、公平な分担という見地から信義則上相当と認められる限度において被用者に対して損害の賠償又は求償の請求をすることができるものとする」として、損害額の４分の１を限度としており、従業員ばかりが悪いのではなく、その他の背景も考慮して賠償額を決定するように求められています。

● 事故発生時のルールを事前に用意する

また、別の労働裁判例（大隈鉄工所事件［名古屋地裁・昭和62年７月27日判決］）では、「過失に基づく事故について損害賠償を請求し、あるいは求償権を行使した事例もないこと、さらには会社内の地位、収入、損害賠償の能力等の諸事情を総合考慮すると、労働過程上の軽過失に基づく事故については労働関係の公平の原則に照らして、損害賠償請求権を行使できないものと解するのが相当である」と示しており、損害を賠償させることで家計が火の車にならないように配慮することが求められています。

よって、職員本人に対して全額負担を求めることは非現実的であると考えられますが、負担させることがまったくできないということを避けるためにも、次のようなルールの運用が不可欠ではないかと思います。

①事故防止や安全運転についての教育を実施する（例：損害保険会社の方に勉強会を開催してもらうなど）

②就業規則等によって、事故発生時のルールを明記する（例：「社有車による事故発生時には、損害額の４分の１程度を限度に損害額を負担させることがある」など）

③②を確実に理解してもらうために、社有車使用にあたっての誓約書を提出させる（図表４－14）

④運転前に健康状態等を確認し、無理な運行はさせない（例：車両管理台帳（図表４－15）等に運転者名のみならず健康状態についてもチェック欄を設けるなど）

⑤原則として運転に不慣れな職員には運転をさせない（例：採用の条件に運転歴を設けるなど）

図表4－14 社用車使用にあたっての誓約書

社用車使用にあたっての誓約書

○○病院　院長　　○○○○○殿

部　門		提出日	平成　　年　　月　　日
氏　名			

記

私は、社用車使用にあたって以下を遵守することを誓います。

1．道路交通法を遵守します。
2．如何なる場合も飲酒運転はしません。
3．事故発生時に病院に無断で示談をしません。
4．有効な運転免許証を常に携帯して運転をします。
5．事故発生時には、損害額の最大4分の1程度の実費につき請求を受けることがあることを理解します。
6．この誓約書に違反した場合には、就業規則に基づき制裁を受けても一切の異議申し立てはしません。

以上

図表4－15 車両管理台帳

車両管理台帳

日付	帰社時間	使用者	目的（行き先）	乗車時メーター	健康状態	傷ヘコミ	距離数
／	：				○・×	有・無	km
／	：				○・×	有・無	km
／	：				○・×	有・無	km
／	：				○・×	有・無	km
／	：				○・×	有・無	km
／	：				○・×	有・無	km
／	：				○・×	有・無	km
／	：				○・×	有・無	km
／	：				○・×	有・無	km
／	：				○・×	有・無	km
／	：				○・×	有・無	km
／	：				○・×	有・無	km
／	：				○・×	有・無	km
／	：				○・×	有・無	km
／	：				○・×	有・無	km
／	：				○・×	有・無	km
／	：				○・×	有・無	km
／	：				○・×	有・無	km
／	：				○・×	有・無	km
／	：				○・×	有・無	km
／	：				○・×	有・無	km
／	：				○・×	有・無	km

Q&Aコラム 4

所持品検査とプライバシーの侵害

Q 入院患者の金品が紛失する事件が相次ぎ、職員の勤務シフトをみるとある職員に疑いがかかっています。そのため、この職員に対して帰宅前に所持品検査を実施したいと考えておりますが、問題ないでしょうか？

A ワンポイントアドバイス

職員の所持品検査はプライバシーの問題が生じますが、就業規則等において根拠を求め、画一的に実施するなどの一定の要件があれば違法として取り扱われることはありません。

＜詳細解説＞

● プライバシーの侵害に充分に配慮する

金品の紛失は、残念ながら一部の医療機関において発生することがあるトラブルであり、深夜の時間帯や患者がお手洗いに行くなど部屋から不在になった隙に盗取されるようです。そうした場合、他の患者や患者家族ではなく勤務している職員に疑いがかけられる場合もあり、経営者にとっても働いている職員にとっても気分がよいものではありません。

対応策として、職員を呼び出して鞄のなかを強制的に確認するといったこともあるようですが、プライバシーの侵害という問題を抱えていますので、注意が必要です。もっとも何も対策を講じなければ、ますます被害が大きくなる可能性があります。法的に認められる対策の検討が必要です。

● 4つの要件を満たせば所持品検査は可能

そもそも、職員に対しての「所持品検査」を巡っては労働裁判例も複数存在しており、特に運輸関係（電車やバスの乗務員）においてしばしばみられます。こうした裁判例では、次の4つの要件を満たせば、必ずしも「所持品検査」に違法性はないと認められ、実際に小売店等で店員の商品盗取防止のために実施しているところもあります。

①就業規則その他明示の根拠に基づいて行うこと
②検査を必要とする合理的理由が存すること
③検査方法が一般的に妥当な方法と程度であること
④検査が制度として職員に対して画一的に実施されること

（西日本鉄道事件［最高裁二小・昭和43年８月２日判決］）

以上から対策を考えると、まずは就業規則において所持品検査を行う旨があることを明記し、さらにそのルールを職員に浸透させておく必要があります。この場合、患者の金品が紛失した等の理由があれば、②の合理的な理由と考えられます。もっとも、所持品の検査について無制限に認められるわけではないため、所持品１つひとつ細かく確認をするというよりも、まずは職員に自ら鞄を開けさせるといった対応をとる配慮も忘れてはなりません。また、特定の職員にのみ行うのではなく、当日勤務していた職員すべてに行うなど画一的に行わなければならないといった配慮も当然ながら求められます。

さらには、検査の方法は、当然ながら身体検査等にまで及ぶことがないように注意を払う必要があります。職員の身体を触りながら調べると、セクシャルハラスメントにも該当し、程度によっては強制わいせつ罪に問われる可能性もあることから、注意が必要です。

■ 就業規則記載例

第○条（所持品検査）

病院は、所持品検査を行うことがある。この場合、職員は正当な理由がなければこれを拒むことはできない。

■ 所持品検査に関する労働裁判例

事例１）芸陽バス事件（広島地裁・昭和47年４月18日判決）

所持品検査は乗務と密接に関連する物に限られ、通勤用自家用車内の検査を行うには客観的に不正取得を疑わせる行為が行われた場合に限られるとし、自家用車内の点検を拒否したことに基づく解雇が無効とされた。

事例２）サンデン交通事件（山口地裁下関支部・昭和54年10月８日判決）

着衣の上から手で触わったり私物の提示を求めてポケットを裏返しさせたりする確認行為が、被検査者に泥棒視された屈辱感を与えるものとしてこのような所持品検査のやり方は著しくその方法・程度を逸脱するものであるとされ、慰謝料30万円の支払いが認容された。

事例３）帝国通信工業事件（横浜地裁川崎支部・昭和50年３月３日判決）

裁判所は、企業の機密漏洩を未然に防止するために検査を行うことが就業規則および服務規律に定められていること、また、退門時の労働者に対して画一的に行われていることに関しては適法と判断しながらも、検査方法は、直接強制するものであってはならず、労働者が進んでこれに応ずるよう納得させるための説明等がなされるべきである。そのため、この点に関し検査方法がやや妥当性を欠いていたため、当該社員の懲戒解雇は客観的妥当性を欠き権利の濫用であり無効である。

第5編

問題職員に対する指導ポイント

1 問題のある職員の対処法

1 互いの認識不足が生む水掛け論

多くの医療機関において、問題のある職員は少なからず存在します。しかし、問題行動が見られても「あの職員は問題だ」「○○という行動はよくない」ということを管理者同士で話すのみで、本人にしっかりと伝えていないことが一般的です。そのため本人には悪気はなく、ときに問題行動をエスカレートさせてしまうことで、堪忍袋の緒が切れた管理者は突然、一方的な解雇通知を出したり、「あなたは能力が低いので来月から基本給を○万円下げます」と労働条件の引き下げを行ったりすることがあります。

ところが、本人の立場になれば、これまで病院のことを考えて働いてきたにも関わらず、突然、病院側の“勝手な判断”で「明日から来なくていい」と宣告され、頭が真っ白になるのは当然です。しかも家族を養っていたり、住宅ローンを抱えていればなおさら絶望感を抱くことになるでしょう。

やがて、今までの仕事に対する努力は何であったのかと自問自答するようになり、職場の仲間に対しても不信感を募らせ、勤務先に対して絶対に許せないとの意識を抱えることになります。その結果、自分自身の知識不足を補うために、日夜、インターネットで自分のされた仕打ちについて調べ、外部の力を借りたほうが得策だと判断し、労働基準監督署や合同労働組合（ユニオン）に駆け込むということがあります。病院側からすれば、これまで「注意した」「指導を重ねた」と思い込んでいても、職員側は「そんな注意など受けていない」と反論します。この意見や認識の違いにより水掛け論が平行線で進み、なかなか解決へとつながりません。

2 注意や指導は必ず文書で記録する

こうしたトラブルを予防するには、職員の問題行動に対して、常日頃から目を光らせて注意をし、それを記録として残しておくことが重要です（図表5－1）。具体的に、「いつ」「誰が」「何をして」「どのような注意をした」

図表5－1 注意指導書例

注意指導書

医療法人○○会　○○病院
平成　　年　　月　　日

1）対象者

2）指導者

3）注意や指導の内容

日時：平成　　年　　月　　日（　）　時　　分頃
場所：
……………………………………………………………………
……………………………………………………………………
……………………………………………………………………

4）改善を求める事項

……………………………………………………………………
……………………………………………………………………
……………………………………………………………………
……………………………………………………………………
……………………………………………………………………

上記につき、反省や改善がみられない場合には、今後懲戒処分等が行われることがあります。

といったことを文書で残しておくことで、「注意をした」「注意などされていない」といった水掛け論となった際に大きな証拠として示すことができ、裁判を含めた争い事になったとしても、証拠があることで優位性を保つことができます。

さらに、その効力を高めるために、内部で記録を残すということのみならず、注意や指導をしたことを文書にして本人に渡すといった運用も検討する余地があります。実際に職員の問題行動があった都度、そうした文書が本人に渡っていれば、記録として残されている以上、裁判等へ持ち込んでも自分が不利になるという意識が働く可能性が極めて高いため、事後のトラブルへ発展する確率は低くなります。

もっとも、あまりにも注意や指導をした文書を乱発し過ぎると、労使間のコミュニケーションに断絶が生まれる可能性があるため、気をつけなければなりません。また、指導にあたっては、懲戒処分の一部ではなく、通常の業務指導の一環という位置付けで運用することも重要です。特定の職員に集中して何度も懲戒処分を行うことは、民法第１条３項に定める「権利の乱用は、これを許さない」に反し、懲戒権の乱用となってしまう恐れもありますので、程度や頻度という点については注意しなければなりません。

したがって、職員の問題行動については、常識的な範囲内において文書の発行を行い、職員自身が自分の行動を振り返ってもらうことで改善へとつなげてもらう必要があります。そうした指導を重ねてもなお改善されないようであれば、最終的には懲戒処分を決定することはやむを得ないでしょう。

なお、わざわざ文書を発行するまでもないようなちょっとした問題行動や発言等については、その指導を行ったという記録をその都度文書で残しておくとよいでしょう（図表５－２）。実際に労使間でトラブルが発生した際に、時系列で振り返ることができるのみならず、残した記録が裁判等で有効な証拠として用いられることがあるためです。

3 管理者に問題がある場合の対応

一般職員でなく、管理者に問題行動が見られる場合があります。管理者の問題行動は、特定の部門のみ異常に離職率が高かったり、まわりの部門から悪評しか聞かれないということで発覚しますが、まずは退職した職員を含め

図表5－2 日常の指導記録ノート例

日時	行為	指導内容	本人の様子等
月　日 時　分			
月　日 時　分			
月　日 時　分			
月　日 時　分			
月　日 時　分			
月　日 時　分			

事実確認を行う必要があります。その結果、実際に問題行動を起こしていた場合は、当然ながら懲戒処分によって降格を行うことも検討しなければなりません。

もっとも、管理者に問題があったとしても、院長や理事長にはなかなか情報が届かないことがありますので、職員に対しての定期的なアンケート調査を実施することをお勧めします。こうしたアンケートには、たとえば、図表5－3のような項目が考えられます。

図表5－3 職員アンケート項目例

□あなたの上司（直属の上司）は、部下に対して公平に接していると思いますか？
□あなたの上司（直属の上司）は、トラブル発生時に適切にフォローや対応をしてくれていますか？
□あなたは今後も今の上司（直属の上司）についていきたいと思いますか？

4 倫理観が欠如した職員に対する対応

日々さまざまな医療機関や福祉施設の関係者と接していると、残念ながら職員の質が年々低下しているように感じます。場の空気が読めないばかりか、感情をうまく表現できずにおかしな言動がみられたり、患者や患者家族とうまくコミュニケーションをとれない職員も少なからず存在します。

なかには倫理観の欠如した職員がいて、芸能人が来院した際に自分のブログ等にその様子を公表したり、自分の携帯電話やデジタルカメラを職場に持ち込み、患者を虐待しているシーンを撮影して動画サイト等へ投稿するような事件も起きています。

こうした職員に対しては、接遇以前に倫理的あるいは道徳的な研修を実施する必要があります。たとえば、「虐待」であれば、「なぜ虐待はいけないのか」「自分の親が医療機関で虐待を受けたらどういった気持ちになるのか」といったことを徹底的に議論させたり、情報を漏えいさせてしまったと仮定して、その収束に向けてはどのくらいの費用がかかるのかといったことを考える場を設けたり、職場において職員教育を実施することが必要ではないかと思います。

2 問題行動が改善されない職員の懲戒処分

1 就業規則に基づいた懲戒処分

職員の問題行動が改善されない場合、最終的には懲戒処分を行うことを考えなければなりません。懲戒処分は、職員の具体的な問題行動に対して行いますが、処分の恣意（しい）性を排除するために、就業規則等による根拠に基づいて決定する必要があります。これを「罪刑法定主義」といいます。そのため、就業規則における懲戒に関する内容は極めて重要であり、病院によっては服務規律や懲戒処分について何ページにもわたってまとめたり、あるいは就業規則とは別に「懲戒規程」を定めることもあります（図表５－４）。

また、処分の内容にあたっては、その事由と処分のバランスが保たれている必要があり、就業規則に記載されている内容のすべてが効力を有するわけではありません。就業規則に「１回の無断遅刻をもって懲戒解雇」と記載しても、処分が重すぎると裁判所等が判断すれば、無効となります。

さらに、処分決定にあたっては事由等に照らし合わせた合理性も求められ、これは労働契約法第15条においてその根拠を求めることができます。

図表５－４ 一般的な就業規則に定める処分内容

訓　戒	口頭または文書により厳重注意をし、将来を戒める。
譴　責	始末書を提出させ、将来を戒める。
減　給	始末書を提出させ、１回の額が平均賃金の１日分の半額、総額が一賃金支払期における賃金総額の10分の１以内で減給する。
出勤停止	始末書を提出させ７日以内の出勤停止を命じ、その期間の賃金は支払わない。
降格・降職	職務等級を引き下げ、または職位を下げる。
諭旨退職	退職願を提出するよう勧告する。なお、勧告した日から３日以内にその提出がないときは懲戒解雇とする。この場合、退職金は対象者には支給することを原則とするが、減額をして支給をする。
懲戒解雇	予告期間を設けることなく、即時に解雇する。この場合、所轄労働基準監督署長の認定を受けたときは解雇予告手当を支給しない。なお、退職金は支給しない。

■ 労働契約法第15条（懲戒）

> 使用者が労働者を懲戒することができる場合において、当該懲戒が、当該懲戒に係る労働者の行為の性質及び態様その他の事情に照らして、客観的に合理的な理由を欠き、社会通念上相当であると認められない場合は、その権利を濫用したものとして、当該懲戒は、無効とする。

2 懲戒処分決定までのプロセス

職員の問題行動は許されるべきものではありませんが、濡れ衣を着せられたとか、まったくの事実誤認というケースも稀にあるのではないかと思います。特に医療機関の場合は、一般企業以上に組織のヒエラルキーが強固であることもあり、組織内のパワーバランスが影響して実態が十分に把握できていない可能性があります。そのため誤った処分を下すという“あってはならないこと”が起こることがあり、その防止策としては処分決定前に、本人に対して弁明の機会を与えるといった配慮を忘れてはいけません。

弁明の機会は、法律上、必ず設けなければならないものではありませんが、事実究明にあたっては不可欠なものであり、望ましいプロセスのひとつとされています。通常は呼び出して口頭で確認するケースが多いのですが、議事録作成の手間を省くためにも、本人から「弁明書」を提出してもらうとよいでしょう（図表５－５）。

もっとも、弁明の機会については、すでに就業規則のなかに定めている医療機関も少なくありません。定めている以上は、必ず実施する必要があり、実施しないで処分を決定すると適切なプロセスを踏んでいないということで、その処分が無効となる可能性があります。これは、就業規則のなかに「懲戒委員会にて処分を決定する」といったような記載があるにも関わらず、そうしたプロセスを踏まなかったために裁判等で無効になるケースがありますので、それと同様に考える必要があります。

また、処分決定を確実に本人に伝え、今後の改善を促すために、その決定を文書で通知することを検討してもよいでしょう（図表５－６）。

大栄運輸事件（大阪地裁・昭和47年7月12日判決）

刃物をもって社長の腹部を刺し重症を負わせた従業員に対する懲戒解雇が、解約協議約款の定めを守らなかったという手続き上の不手際を理由に無効とされた。

図表5－5 弁明書例

弁明書

医療法人○○会　○○病院　御中

部　門		申出日	平成　　年　　月
氏　名			

この度の事件につき、以下のとおり弁明をします。

....

....

....

....

....

....

....

....

....

図表5－6　懲戒処分決定通知書例

〇〇〇〇殿

懲戒処分決定通知書

平成〇〇年〇〇月〇〇日
医療法人〇〇会　〇〇病院

以下のとおり、懲戒処分が決定しましたので、ここに通知します。

１．決定の方法

平成〇〇年〇月〇日（〇）午後〇時〇分～午後〇時〇分に実施した懲戒委員会（院長・副院長・事務長・看護部長・〇〇病棟主任・〇〇社会保険労務士＜決議の客観的判断を求めるために専門家に同席＞）にて決定。

２．処分の内容

対象者	処分内容	処分根拠
〇〇〇〇	譴責（けんせき） ※１	**１．処分の事実** 服務規律違反 （平成〇年〇月〇日・同年〇月〇日に〇〇〇〇〇） **２．就業規則等による根拠** 就業規則第〇〇条（出勤停止、減給、譴責）に該当 『〇〇〇〇〇〇〇〇〇〇〇〇〇〇〇〇〇〇〇〇〇〇（※２）』に該当

※１　譴責とは、始末書を提出させ、将来を戒めることをいいます。

３．処分にあたって

通知日より７日以内（提出期限：〇〇月〇〇日午後〇時）に始末書の提出を求めます。

４．今後について

改善や反省がみられない場合、就業規則第〇〇条（諭旨解雇、懲戒解雇）『〇〇〇〇〇〇』により処分を行います。

以上

3 指導とパワーハラスメントの境界線

問題職員に対しては、随時指導を重ねていかなければなりませんが、その指導も度が過ぎてしまえば、「パワーハラスメント（パワハラ）」という別の問題を生じさせてしまう可能性があります。最近は、パワハラという言葉が一般化していますので、職員に対して何か注意をすると「事務長、それってパワハラですよ」と反論してくる職員がいます。そのため指導そのものがやりにくくなったという声をよく耳にします。

こうしたパワーハラスメントには、暴言や暴力だけに留まらず、本来発揮すべきパフォーマンスをはるかに下回る職務しか遂行させないことや本来の業務とはまったく関連性のない業務を押し付けることなども含まれ、厚生労働省では図表５－７のように類型化しています。

なお、業務においてどの程度の注意や指導がパワーハラスメントに該当するかについては、判断が難しいところですが、人格を否定するような言動が見られたか、過度に感情的になっていたことはないか、多くの職員等の前で名指しで非難することがなかったかなどによって総合的に判断されます。

図表５－７ パワーハラスメント（パワハラ）の定義

パワーハラスメントの略で、職権などのパワーを背景にして、本来の業務の範疇を超えて、継続的に人格と尊厳を侵害する言動を行い、就業者の働く関係を悪化させ、あるいは雇用不安を与えることをいいます。

職場のパワーハラスメントの行為類型は以下のとおりです（ただし、職場のパワーハラスメントのすべてを網羅するものではありません）。

（１）身体的な攻撃（暴行・傷害）
（２）精神的な攻撃（脅迫・暴言等）
（３）人間関係からの切り離し（隔離・仲間外し・無視）
（４）過大な要求（業務上明らかに不要なことや遂行不可能なことの強制、仕事の妨害）
（５）過小な要求（業務上の合理性なく、能力や経験とかけ離れた程度の低い仕事を命じることや仕事を与えないこと）
（６）個の侵害（私的なことに過度に立ち入ること）

出典：厚生労働省

もちろん、無視をするとか、暴力を振るうというような言動は論外です。行為によっては刑事事件（傷害罪・脅迫罪・侮辱罪等）や民事事件（不法行為等）の対象となり、慰謝料を含めた損害賠償の請求を受けることがあるため注意が必要です。実際の裁判例を紐解いてみると、行為そのものが異常であるケースが多く、「何をやっているのだ」と多少強い口調でいうこと自体はパワーハラスメントに該当しないと考えてよいでしょう。

4 パワハラが引き起こすメンタルヘルス不全

パワーハラスメントが原因で、職員がメンタルヘルス不全に陥るケースがあります。厚生労働省は、職務に起因して精神疾患にかかる労働者が増加している背景を受け、「心理的負荷による精神障害の認定基準（平成23年12月26日・基発1226第1号）」を発令しました（図表5－8）。対象疾病の発病前概ね6か月の間に、業務による強い心理的負荷が認められ、業務以外の心理的負荷および個体的要因により対象疾病を発病したと認められない場合、労災として認定されます。

この通達においては、心理的負荷の強度を「弱」「中」「強」に分類し、その具体例が示されていますが、仮に「強」と判断された場合、労災認定を受ける可能性が高くなります。万が一、職員が労災認定を受ければ、民法第715条に定める使用者責任や労働契約法第5条に定める労働者への安全配慮義務違反が問われ、損害賠償を受けるリスクがさらに高まることは間違いないと考えてよいでしょう。

そのため職員を雇用する病院としては、管理者への研修等を通じてパワーハラスメントとはどういったことを指すのか、また通常の業務における部下との関係構築法等について周知徹底を図っていくと同時に、パワーハラスメント防止規程を整備することも検討しなければなりません（図表5－9）。

労働契約法第5条（労働者の安全への配慮）

使用者は、労働契約に伴い、労働者がその生命、身体等の安全を確保しつつ労働することができるよう、必要な配慮をするものとする。

パワーハラスメントに関する労働裁判例

事例1）レタスカード事件（京都地裁・平成18年8月8日判決）

消費者金融の社員であった原告が、社長から仕事に関して罵倒雑言を浴びせられ、年末の仕事納めの二次会でタバコの火を押し付けられたり、うつ病で休暇を取って休んでいるところ、会社に呼び出され「なに、勝手に休んどんじゃ。来週から出て来えへんやったら、自分から辞めえ」といわれて出勤せざるを得なくなり、これらによりうつ病の発症・憎悪を来したとして、裁判所は社長の各言動は不法行為に当たるとしたうえで、うつ病発症との因果関係は否定したものの、うつ病の憎悪と出勤の強要との因果関係を認めて、会社に慰謝料として総額670万円の支払いを命じた。

事例2）静岡労基署長（日研化学）事件（東京地裁・平成19年10月15日判決）

原告の亡夫C（以下「C」という）は、発症に先立つ平成14年秋ごろから、上司Dの悪感情を混じえた人格までも否定するような言動（「存在が目障り」「お願いだから消えてくれ」「給料泥棒」等）により、社会通念上、客観的にみて精神疾患を発症させる程度に過重な心理的負荷を受けており、他に業務外の心理的負荷やCの個体側の脆弱性も認められないことからすれば、Cは、業務に内在し随伴する危険が現実化したものとして、精神疾患を発症したと認めるのが相当であるとして、労災保険法に基づく遺族補償給付の不支給決定を取り消した。

事例3）中部電力過労自殺事件（名古屋高裁・平成19年10月31日判決）

原告の亡夫A（以下「A」という）は、会社の主任（平成11年8月昇進）として勤務していたものであるが、平成11年11月に自殺した。Aの主任への昇格は、担当業務は難易度が高く、量的にも内容的にも過大であり、通常の「昇格」よりは相当程度心理的負荷が強く、また、上司Bの感情的な叱責（「主任失格」「おまえなんか、いてもいなくても同じだ」との叱責がなされ、「目障りだから、そんなちゃらちゃらした物は着けるな、指輪は外せ」）等は何ら合理的理由のない単なる厳しい指導の範ちゅうを超えた、いわゆるパワーハラスメントとも評価されるものであり、相当程度心理的負荷の強い出来事と評価すべきであり、業務とAのうつ病との間には相当因果関係が認められ、Aの自殺を労働災害であると認めた。

図表5－8 業務による心理的負荷評価表（パワーハラスメント関係について一部抜粋）

	出来事の類型	平均的な心理的負荷の強度 具体的出来事	心理的負荷の強度 Ⅰ	Ⅱ	Ⅲ	心理的負荷の総合評価の視点	心理的負荷の強度を「弱」「中」「強」と判断する具体例 弱	中	強
29	⑤対人関係	(ひどい)嫌がらせ、いじめ、又は暴行を受けた			☆	・嫌がらせ、いじめ、暴行の内容、程度等 ・その継続する状況 (注) 上司から業務指導の範囲内の叱責等を受けた場合、上司と業務をめぐる方針等において対立が生じた場合等は、項目30等で評価する。	【解説】 部下に対する上司の言動が業務指導の範囲を逸脱し、又は同僚等による多人数が結託しての言動が、それぞれ右の程度に至らない場合について、その内容、程度、経過と業務指導からの逸脱の程度により「弱」又は「中」と評価 【「弱」になる例】 ・複数の同僚等の発言により不快感を覚えた（客観的には嫌がらせ、いじめとは言えないものも含む）	【「中」になる例】 ・上司の叱責の過程で業務指導の範囲を逸脱した発言があったが、これが継続していない ・同僚等が結託して嫌がらせを行ったが、これが継続していない	○ひどい嫌がらせ、いじめ、又は暴行を受けた 【「強」である例】 ・部下に対する上司の言動が、業務指導の範囲を逸脱しており、その中に人格や人間性を否定するような言動が含まれ、かつ、これが執拗に行われた ・同僚等による多人数が結託しての人格や人間性を否定するような言動が執拗に行われた ・治療を要する程度の暴行を受けた
30		上司とのトラブルがあった		☆		・トラブルの内容、程度等 ・その後の業務への支障等	【「弱」になる例】 ・上司から、業務指導の範囲内である指導・叱責を受けた ・業務をめぐる方針等において、上司との考え方の相違が生じた（客観的にはトラブルとはいえないものも含む）	○上司とのトラブルがあった 【「中」である例】 ・上司から、業務指導の範囲内である強い指導・叱責を受けた ・業務をめぐる方針等において、周囲からも客観的に認識されるような対立が上司との間に生じた	【「強」になる例】 ・業務をめぐる方針等において、周囲からも客観的に認識されるような大きな対立が上司との間に生じ、その後の業務に大きな支障を来した
31		同僚とのトラブルがあった		☆		・トラブルの内容、程度、同僚との職務上の関係等 ・その後の業務への支障等	【「弱」になる例】 ・業務をめぐる方針等において、同僚との考え方の相違は生じた（客観的にはトラブルとはいえないものも含む）	○同僚とのトラブルがあった 【「中」である例】 ・業務をめぐる方針等において、周囲からも客観的に認識されるような対立が同僚との間に生じた	【「強」になる例】 ・業務をめぐる方針等において、周囲からも客観的に認識されるような大きな対立が多数の同僚との間に生じ、その後の業務に大きな支障を来した
32		部下とのトラブルがあった		☆		・トラブルの内容、程度等 ・その後の業務への支障等	【「弱」になる例】 ・業務をめぐる方針等において、部下との考え方の相違が生じた（客観的にはトラブルとはいえないものも含む）	○部下とのトラブルがあった 【「中」である例】 ・業務をめぐる方針等において、周囲からも客観的に認識されるような対立が部下との間に生じた	【「強」になる例】 ・業務をめぐる方針等において、周囲からも客観的に認識されるような大きな対立が多数の部下との間に生じ、その後の業務に大きな支障を来した

出典：「心理的負荷による精神障害の認定基準（平成23年12月26日・基発1226第１号）」（厚生労働省）

民法第715条（使用者等の責任）

1．ある事業のために他人を使用する者は、被用者がその事業の執行について第三者に加えた損害を賠償する責任を負う。ただし、使用者が被用者の選任及びその事業の監督について相当の注意をしたとき、又は相当の注意をしても損害が生ずべきであったときは、この限りでない。
2．使用者に代わって事業を監督する者も、前項の責任を負う。
3．前二項の規定は、使用者又は監督者から被用者に対する求償権の行使を妨げない。

図表5－9 パワーハラスメント防止規定

パワーハラスメント防止規程

第1条（目　的）
　この規程は、医療法人○○会　○○病院（以下「○○病院」という）におけるパワー・ハラスメント（以下「パワハラ」という）の防止について定め、これによりパワハラのない快適な職場環境を実現することを目的とする。

第2条（定　義）
　この規程において、パワハラとは、職場において、職権などの立場を利用して業務上の適切な範囲を超えて、個々の職員の人格を無視した言動や強要を行い、職員の健康や職場環境を悪化させる行為をいう。

第3条（適用範囲）
　本規程は、全ての職員に適用する。

第4条（パワハラ行為の禁止）
　職員は、部下･同僚･後輩に対して次に掲げるパワハラ行為を行ってはならない。
（1）身体的暴力行為を行うこと
（2）人格を傷つける発言を行うこと
（3）他の職員の前で一方的に恫喝すること
（4）無視をすること
（5）私物を意図的に壊したり隠すこと
（6）不当な異動や退職を強要したり、解雇をちらつかせること

（7）明らかに達成が不可能な職務を一方的に与えること
（8）故意に必要な情報や連絡事項を与えないこと
（9）業務に必要がないことを強制的に行わせること
（10）その他前各号に準ずる言動を行うこと

第5条（相談窓口の設置）
○○病院は、パワハラに関する被害の相談に対応するため、管理部門に相談窓口を設置するものとし、次の業務を担当する。
（1）パワハラに関する苦情・相談を受け付けること
（2）パワハラについて事実関係を確認すること
（3）パワハラが認められる場合は、理事長及び院長に報告すること

第6条（相談の申し出）
職員は、パワハラを受けた場合又はパワハラが発生するおそれがある場合は、相談窓口に申し出を行うことができる。

第7条（パワハラの連絡）
パワハラを目撃した職員は、直ちに相談窓口に連絡しなければならない。

第8条（プライバシーの保護）
相談窓口の担当者は、職員より申出があった事実が漏洩しないように、注意を払わなければない。

第9条（不利益取扱の禁止）
○○病院は、職員が相談窓口にパワハラについて申し出たことにより、不利益的な取扱をしてはならない。

第10条（懲戒処分）
パワハラの行為者に対しは、就業規則に基づき懲戒処分を行う。なお、懲戒処分の決定は、懲戒委員会が行うものとする。

第11条（その他）
この規程の実施に必要な事項は、別に定めるものとする。

附　則
この規則は平成○○年○○月○○日から実施する。

3 最終手段としての解雇

1 解雇するためには合理的な理由が必要

解雇については、労働契約法第16条において「解雇は、客観的に合理的な理由を欠き、社会通念上相当であると認められない場合は、その権利を濫用したものとして、無効とする」と定められています。そのため解雇に関しては十分に注意を払う必要があります（図表５－10～11）。

また、解雇にあたっての手続きについては、労働基準法第20条においては、職員の解雇にあたっては、基本的に30日前に通知をするか、あるいは30日分以上の平均賃金の支払いが必要と定めていますが、次に挙げる場合については例外とし、解雇の予告や30日分以上の平均賃金の支払いなく即時解雇ができます。

①天災地変の場合

②労働者の責に記すべき事由により労働基準監督署長の認定を受けた場合

特に②については、認定についての考え方、認定基準等について、行政通達により具体的に示されていますので参考にするとよいでしょう。

2 解雇予告手当の算定方法

解雇を行うには、前述のとおり少なくとも30日前にはその予告をしなければなりません（労働基準法第20条）。これは突然の解雇によって労働者の生活が不安定に陥ることを予防するためであり、懲戒解雇であっても基本的には同様となります。ただし、この30日間は、10日前に予告をして20日分の平均賃金を支給するといった日割りによる換算方法が認められています（図表５－12）。

労働基準法第20条

使用者は、労働者を解雇しようとする場合においては、少くとも30日前にその予告をしなければならない。30日前に予告をしない使用者は、30日分以上の平均賃金を支払わなければならない。但し、天災事変その他やむを得ない事由のために事業の継続が不可能となった場合又は労働者の責に帰すべき事由に基いて解雇する場合においては、この限りでない。

2　前項の予告の日数は、１日について平均賃金を支払った場合においては、その日数を短縮することができる。

解雇予告手当が不要な「労働者の責に帰すべき事由」について

昭和23年11月11日・基発1637号、昭和31年３月１日・基発111号

（省略）

（イ）原則としてきわめて軽微なものを除き、事業場内における盗取・横領・傷害など刑法犯に該当する行為のあった場合、また、一般的にみてきわめて軽微な事案であっても、使用者があらかじめ不祥事件の防止について諸種の手段を講じていたことが客観的に認められ、しかもなお労働者が継続的または断続的に盗取・横領・傷害など刑法犯またはこれに類する行為を行った場合、あるいは事業場外で行われた盗取・横領・傷害など刑法犯に該当する行為であっても、それが著しく当該事業場の名誉もしくは信用を失ついするもの、取引関係に悪影響を与えるものまたは労使間の信頼関係を喪失させるものと認められる場合

（ロ）賭博・風紀紊乱などにより職場規律を乱し、他の労働者に悪影響を及ぼす場合、また、これらの行為が事業場外で行われた場合であっても、それが著しく当該事業場の名誉もしくは信用を失ついするもの、取引関係に悪影響を与えるものまたは労使間の信頼関係を喪失させるものと認められる場合

（ハ）雇入れのさいに採用条件の要素となるような経歴を詐称した場合、および雇入れのさい使用者の行う調査にたいし不採用の原因となるような経歴を詐称した場合

（ニ）他の事業へ転職した場合

（ホ）原則として２週間以上正当な理由なく無断欠勤し、出勤の督促に応じない場合

（ヘ）出勤不良または出勤常ならず、数回にわたって注意を受けても改めない場合の如くであるが、認定にあたっては、必ずしも上記の個々の例示に拘泥することなく総合的かつ実質的に判断すること

図表5－10 解雇予告除外認定申請書

解雇予告除外認定申請書

様式第３号（第７条関係）

事業の種類	事業の名称			事業の所在地
労働者の氏名	性別	雇入年月日	業務の種類	労働者の責に帰すべき事由
	男 女	・　・		
	男 女	・　・		
	男 女	・　・		
	男 女	・　・		
	男 女	・　・		

平成　　年　　月　　日

使用者

職名

氏名　　　　　　　　　　　　印

＿＿＿＿＿＿＿＿労働基準監督署長　殿

図表5－11 懲戒解雇通知書

懲戒解雇通知書

平成○○年○○月○○日

○○　○○　様

当法人就業規則第○○条第○○項の規定に基づき、あなたを平成○○年○○月○○日をもって懲戒解雇しますのでその旨通知します。

以上

医療法人○○会　○○病院

理事長　○○○○　　　　印

図表5－12 平均賃金の求め方（原則）と具体的な計算例

$$\text{平均賃金} = \frac{\text{算定すべき事由の発生した以前3か月間}^{※1)}\text{の賃金総額}^{※2)}}{\text{算定すべき事由の発生した日以前3か月間の総日数}}$$

（事例）解雇予告手当の支払い
3月31日付けで労働者を解雇するのに、3月20日に解雇通告をしたケース。

・賃金締切日は毎月　10日
・過去3か月賃金の取り方
締切がある場合締切日ごとに、通勤手当、皆勤手当、時間外手当など諸手当を含めた賃金総額

期　間	月　分	歴日数	給与支給額
12月11日から1月10日	1月分	31日	328,000円
1月11日から2月10日	2月分	31日	289,000円
2月11日から3月10日	3月分	28日	278,000円
合計		90日	895,000円

・平均賃金の計算

賃金総額　895,000円÷90日=9,944円4444

平均賃金9,944円44銭（銭未満を切捨て計算）

・解雇予告手当の支払い

解雇予告期間30日以上であるから、予告期間が11日しかないため、19日以上の手当を支払うことになる。

9,944.44円×19日=188,944.36円（円未満の端数は四捨五入）

188,994円以上の解雇予告手当を通告と同時に支払う

※1）以前3か月間

算定事由の発生した日は含まず、その前日から遡って3か月となります。この計算にあたって、賃金締切日がある場合は、直前の賃金締切日から遡って3か月となりますので、賃金締切日以降の日の賃金については計算に入れないことになります。なお、賃金締切日に事由発生した場合は、その直前の締切日から遡及することになります。もっとも、計算にあたって、次に定める期間は、その日数および賃金額は先の期間および賃金総額から控除して計算をします。

①業務上負傷し、または疾病にかかり療養のために休業した期間

②産前産後の休業した期間

③使用者の責任によって休業した期間

④育児・介護休業期間

⑤試みの使用期間（試用期間）

※2）賃金総額

算定期間中に支払われる賃金のすべてが含まれることになります。この場合、通常の基本給のほか、皆勤手当や通勤手当といった諸手当のみならず、年次有給休暇取得時の賃金や保育料や昼食料補助等も含まれます。また、実際に支払われた賃金だけではなく、何らかの理由で賃金の支払いが遅れているような場合の未払い賃金も含めて計算されることになります。もっとも、支給するものの中には、通常の賃金とみなすことが相応しくないものもあり、次に定めるものについては、賃金総額から除外をすることができます。

①臨時に支払われた賃金（結婚手当、私傷病見舞金、退職金等）

②3か月を超える期間ごとに支払われる賃金（四半期ごとに支払われる賞与など、賞与であっても3か月ごとに支払われる場合は算入されます）

③労働協約で定められていない現物給与

Q&Aコラム 5

協調性のない職員を解雇したい

Q 看護師のB子は、まわりの職員と協調性を保つことができず、彼女の勝手気ままな振る舞いにより多くの職員が疲弊しています。その結果、B子の存在に嫌気が差し、退職したいと申し出る職員まで出るようになりました。できればB子を解雇したいと考えていますが、問題ないでしょうか？

A ワンポイントアドバイス

医療機関においては、職員間がチームワークを組んで仕事をすることは大変重要なことです。しかし、協調性の欠如を理由に具体的な指導を重ねることなく突然解雇することは労働契約法に抵触し、裁判等のトラブルに発展した場合には、解雇が無効になる可能性が考えられます。

<詳細解説>

● 客観的な理由がなければ解雇権の乱用になる

看護師に限らず医療機関に従事する職員の職務は、医師や他の職員と連携を図り、患者と上手くコミュニケーションを取ることが必要であり、協調性は欠かせません。こうしたことは一般企業以上に強く求められ、上司や仲間に対して無礼な態度をとったり、独善的に行動すると、職場内での孤立を招くことがあります。その結果、周囲が精神的に疲弊し職場の雰囲気が悪くなることで、何の問題もなかった職員が離職してしまう光景は、決して珍しいことではありません。そのため、このような協調性のない職員を解雇し、職場内の不活性要因を排除することで活気を取り戻そうと考えることは、当然なのかもしれません。

ところが、労働契約法第16条では、「解雇は、客観的に合理的な理由を欠き、社会通念上相当であると認められない場合は、その権利を濫用したものとして、無効とする」と定めており、客観性のない主観的な理由による解雇は、解雇権の濫用とされ、解雇そのものが無効となることがあるため注意が必要です。

なお、協調性のない職員の解雇を考えるにあたっては、「カジマ・リノベイト事件（東京高裁・平成14年９月30日判決）」が参考になります。この事件では、協調性に乏しい数々の問題行動を繰り返したことを理由に従業員を解雇したのですが、裁判所は、それらの事実を１つひとつ取り上げると比較的些細なものが多いように思われるとしながらも、企業全体として統一的・継続的な事務処理が要求される事柄に対し、上司の指示に従わず自己のやり方を変えないという態度が顕著であり、この協調性の欠如が企業全体の非効率や過ちにつながり、支障が生じると判断しました。

そして、４回のけん責を通告されても改善する姿勢が見られないこと、弁明する期間が与えられていたこと、就業規則の解雇条項に「勤務成績又は能率が著しく不良で、就業に適しないと認めるとき」とあることなどから、解雇権の濫用には当たらず、解雇が有効とされました。

まずは本人に問題点を伝え、改善を促す

まずは、協調性が欠如している職員に対しては、具体的にどういった点に問題があるのかを本人に伝達し、改善を促す必要があります。この指導にあたっては、本人に猛省させることで今後の改善を狙いますが、口頭での注意指導では、注意をしたとか注意されたことはなかったとか水掛け論になってしまうことが少なくないことから、指導の内容は文書で渡すとよいでしょう（140ページ参照）。

そうした指導を重ねてきたにも関わらず、一向に改善がされない、あるいは言い訳ばかり続けているというような状況であれば、最終的に解雇はやむを得ないと考えられます。

もっとも、協調性の欠如は、そもそも本人だけに問題があるのかという点にも注意を払う必要があります。言い換えれば、無理難題や必要性のない仕事を嫌がらせ目的で押し付けているような場合には、独善的に仕事をやらなければならないこともあり得ます。そのため管理者は十分な管理やコミュニケーションを図って状況を多角的に調査・把握し、表面的な部分だけで判断することがないように注意しなければなりません。

Q&Aコラム 6

男性医師による セクシュアルハラスメント

Q 誰もいないところで男性医師に抱きつかれた女性看護師から退職したいという申し出がありました。あってはならない行為であり、男性医師の解雇は当然考えますが、今後のために何らかの組織的対応が必要と考えています。どうしたらよいでしょうか？

A ワンポイントアドバイス

職場のセクシュアルハラスメント（セクハラ）は許される行為ではなく、状況によっては解雇もやむを得ないでしょう。また、再発防止のために、教育や規程整備を行いたいものです。

<詳細解説>

●当事者から話を聞き、事実確認を行う

医療機関は女性職員が占める割合が高い職場ですが、組織のヒエラルキーによってセクハラに抵抗することができず、泣き寝入りしているケースは相当数あるのではないかと推測されます。今回のご質問のケースのような強制的な抱きつきについては、刑法上の強制わいせつ罪や強姦罪にも該当する可能性が高く、もしも地域内にその事実が知れ渡れば病院の評判を著しく落とすことにもなります。

一方で、男女関係のもつれから、女性側が自分にとって有利な情報しか流していないということも考えらます。まずは、男性側と女性側それぞれから事実の確認を行う必要があります。その際、男性医師側は男性の方が、女性看護師側には女性の方が聞くといった配慮が必要であり、男性事務長が女性看護師に対して細かく聞くことで精神的なダメージをさらに大きくさせる二次被害をもたらさないように注意しなければなりません。

そもそも、セクシュアルハラスメントとは、男女雇用機会均等法第11条において「職場において行われる性的な言動に対するその雇用する労働者の対応により当該労働者がその労働条件につき不利益を受け、又は当該性

的な言動により当該労働者の就業環境が害されること」と定義付けられています。

ここでいう職場とは、職員が業務を遂行する場所を指し、当該職員が通常就業している場所である病院以外の場所であっても、関係取引先の事務所、打ち合せのための飲食店（接待の席を含む）、患者の自宅、出張先、業務で使用する車中であっても、職員が業務を遂行する場所であれば「職場」に含まれることになります。

また、職員旅行や勤務時間外の宴会であったとしても実質上職務の延長と考えられるものはすべて「職場」にあたります。病院内の言動に縛られるということはありません。

● 対策を講じなければ損害賠償に発展することも

事実関係の確認が終了したあとには、制裁処分を検討することになりますが、人材確保が困難な医師とはいえ毅然とした態度を示す必要があります。なぜなら、男女雇用機会均等法第21条において、「事業主は、職場において行われる性的な言動に起因して、その雇用する女性労働者が労働条件につき不利益を受け、又は当該女性労働者の就業環境が害されることのないよう雇用管理上必要な配慮をしなければならない」という職場環境配慮義務が規定されており、速やかな対策を講じなければ、民法第715条における「使用者責任」を問われ、病院に対しても損害賠償が求められることがあるためです。

また、そうした問題のある医師を職場に残しておけば、他の女性職員にも被害が及び、次々に退職してしまうリスクが生じます。さらに、地域内の看護師仲間の間で転職してはいけない病院として情報共有されてしまえば、今度は看護師の人材確保難に拍車がかかってしまう可能性も十分に考えられます。

● あらゆるケースを想定した職員教育の徹底

病院としては、先述の使用者責任を問われないためにも、セクハラに対しての防止規程を定め、発見した場合にどうしたらよいのか、担当窓口は誰であるのかなどといったことを職員全体に教育や研修をする必要があります（図表５－13～14）。セクハラは一般的に男性から女性への行為を想定しがちですが、なかにはその逆であったり、同性同士の場合も稀にあるため、さまざまなケースを想定した教育や研修は必須ではないかと思います。

■ セクシュアルハラスメントに関する労働裁判例

事例１）コンピュータ・メンテナンス・サービス事件（東京地裁・平成10年12月７日判決）

労働者Ａが派遣先の女性従業員に対したびたびセクハラ行為を行いそれが次第にエスカレートして暴力的なものに及ぶようになり派遣を拒否されるに至った。そのため、使用者は就業規則において定める「素行不良により会社施設内で風紀秩序を著しく乱した者」「懲戒が数回に及んでも改悛の見込みがなくまたは前条に該当してその情の重い者」等にあたるとして懲戒解雇処分を行った。しかし、労働者Ａはセクハラの事実を否認すると同時に、十分な弁明の機会も与えずに解雇したとして解雇権の濫用にあたり無効であると主張。

裁判所は、セクハラ行為を認定し、就業規則の規定に該当すると認め、会社も解雇に至るまで検討を重ね労働者Ａに対して具体的な事実を指摘して弁明の機会を与えており、労働者Ａは反省の態度を示す機会もあったとして「解雇事由を全体としてみた場合の重大性や解雇前に注意や警告を受けたのにこれに対する反省がないということからすれば、被告による解雇が著しく不合理であって、社会通念上相当なものとして是認することができないとはいえず、解雇権の濫用ということはできない」として懲戒解雇を有効とした。

事例２）大阪観光バス事件（大阪地裁・平成12年４月28日判決）

観光バス会社の運転手Ａが取引先の女性添乗員や会社の女性従業員に対しセクハラ行為を行い、事情聴取を受けた際にも反抗的態度をとったとして、就業規則に定める「風紀濫用等により職場の規律を乱したとき」という規定に該当するとして懲戒解雇されたため解雇の有効性が争われた。

裁判所は、セクハラの事実を認定して、会社の女性従業員に対する行為については「その一部は勤務中のことであり勤務終了後の行為についても古参の運転手という立場で入社間もない女性にしつこく迫って誘い出すなどしている」として悪質性が強く、就業規則の規定に該当すると認定、「本件解雇はやむを得ない選択というほかなく相当としてこれを是認することができる」と懲戒解雇を認めた。

図表5－13 セクシュアルハラスメントの防止に関する規程

セクシュアルハラスメントの防止に関する規程

第１条（目的）

本規程は、医療法人○○会○○病院就業規則第○条および男女雇用機会均等法に基づき、職場におけるセクシュアルハラスメントを防止するために職員が遵守するべき事項、ならびに性的な言動に起因する問題に関する雇用管理上の措置等を定めたものである。

第２条（定義）

1．セクシュアルハラスメントとは、職場における性的な言動に対する他の職員の対応等により当該職員の労働条件に関して不利益を与えること、または性的な言動により他の従業員の就業環境を害することをいう。

2．前項の職場とは、病院内のみならず、職員が業務を遂行するすべての場所をいい、また、就業時間内に限らず、実質的に職場の延長と見なされる就業時間外の時間を含むものとする。

3．第１項の他の職員とは、直接的に性的な言動の相手方となった被害者に限らず、性的な言動により就業環境を害されたすべての職員を含むものとする。

第３条（禁止行為）

1．すべての職員は、他の職員を業務遂行上の対等なパートナーと認め、職場における健全な秩序ならびに協力関係を保持する義務を負うとともに、職場内において次の各号に掲げる行為をしてはならない。

①不必要な身体への接触
②容姿および身体上の特徴に関する不必要な発言
③性的および身体上の事柄に関する不必要な質問
④プライバシーの侵害
⑤噂の流布
⑥交際・性的関係の強要
⑦わいせつ図画の閲覧、配布、掲示
⑧性的な言動への抗議または拒否等を行った従業員に対して、解雇、不当な人事考課、配置転換等の不利益を与える行為
⑨性的な言動により、他の職員の就業意欲を低下せしめ、能力の発揮を阻害

　する行為
⑩その他、相手方および他の職員に不快感を与える性的な言動
2．上司は、部下である従業員がセクシュアルハラスメントを受けている事実を認めながら、これを黙認する行為をしてはならない。

第4条（懲戒）
第3条に掲げる禁止行為に該当する事実が認められた場合は、就業規則第○条に基づき懲戒処分を行う。

第5条（相談および苦情への対応）
1．セクシュアルハラスメントに関する相談および苦情処理の相談窓口は管理部門及び看護部門で設けることとし、その責任者は事務長及び看護部長とする。事務長及び看護部長は、対応マニュアルの作成および必要な研修を行うものとする。
2．セクシュアルハラスメントの被害者に限らず、すべての職員は性的な言動に関する相談および苦情を窓口担当者に申し出ることができる。
3．相談および苦情への対応に当たっては、関係者のプライバシーは保護されると共に、相談をしたこと、または事実関係の確認に協力したこと等を理由として不利益な取扱いは行わない。

第6条（再発防止の義務）
事務長及び看護部長は、セクシュアルハラスメントの事案が生じた時は、周知の再徹底および研修の実施、事案発生の原因と再発防止等、適切な再発防止策を講じなければならない。

付　則

この規程は平成　　年　　月　　日より実施する。

図表５－14 就業規則の記載例

第〇条（セクシュアル・ハラスメントの防止）
　職員は、男女を問わず相手方の意に反する性的言動で、就業環境を悪化させる以下のような言動を行ってはならない。なお、これらは例示であって、これらに限定するものではない。
（1）性的な関心（執拗な誘い等）を示すこと
（2）性的な事実関係を尋ねること
（3）性的な内容を意図的に流すこと
（4）職責を利用して交際や性的な関係を強要すること
（5）必要なく身体に触ること
（6）猥褻物を配布したり掲示したりすること
（7）その他、前各号に準ずる行為や言動を行うこと

第6編

人事労務トラブルのない病院経営を目指して

1 職員に安心して働いてもらうための取り組み

1 派閥の解消

さまざまな医療機関をみていると、職員が派閥を形成し、そのことによって職場の風紀が乱れ、院長や事務長の悩みのタネになっていることがあります。派閥から排斥(はいせき)された職員は居場所を失うことから、やがては退職してしまいます。大病院では所属病棟を変更し、人員を入れ替えることで対処できますが、中小病院や小さな部門では、なかなか人員を異動することができず、状況の改善は難しいと言わざるを得ません。その結果、職員は退職し、残された職員に業務のしわ寄せがいくことで、肉体的･精神的な負担が増し、さらに退職者が出るといった悪循環につながることすらあります。

そもそも、職員による派閥結成の要因を探ってみると、根本的にはサービスの在り方に対する考え方の相違に起因するケースが多いように感じます。たとえば、診察券が落ちていた場合、「患者の自宅まで電話してあげたほうがよい」と考える職員もいれば、「いずれ本人が取りにくるだろうから何もしないで置いておけばよい」と考える職員もおり、意見の相違から、徐々に「あの人たちの感覚はおかしい」とお互いを悪く言うようになり、仲良しグループの延長が派閥形成につながることがあります。

派閥形成の対策、あるいは解消のために考えられる方法としては、患者サービスの在り方について組織で統一的な基準やガイドラインを作成する方法が考えられます。患者サービスの在り方については、多くの医療機関において、「サービス向上委員会」等の委員会が結成され、定期的に活動していますが、現実的には患者から寄せられた苦情などが各委員に報告され、どのような対策を講じるかということが事後対策として検討されていることが多く、何度か委員会活動が繰り返されているうちに職員の入れ替わりも重なって、毎度、同じような話し合いをしているケースが少なくありません。

そのため、事後対策を講じる前に、事前に患者に対してのサービスはどうあるべきかを具体的に文書化してまとめて共有化しておくことが必要です。

2 意図的にライバル病院をつくり、職員の結束を固める

一方で考え方を変え、職場全体をひとつの派閥として運用していくという発想もあります。そのためには意図的に他の病院をライバル視し、その病院と自院とでは何が違うのかを職員に考えてもらい、行動に移してもらうのです。コンサルタントとしてこうしたアイデアを医療機関に提案すると、「結局、患者は大病院に行き、当院のような弱小病院には来院しない」とか、「近隣のA病院には、○○○という医療機器があるが、当院にはなく、貧乏病院には患者が集まらない」といったような否定的な考えで反論されることがあります。確かに、そうした発言には一理ありますが、必ずしも絶対ではありません。

その証拠に、小さな診療所や歯科医院においては、設備面で大きな差を設けることが難しいことから、待ち時間にお茶を出すなどサービスの在り方を変えることによって、患者の囲い込みを図っているところが少なくありません。よいサービスを受けた患者が他の患者を紹介する好循環が生まれてくることもありますので、ソフト面のサービス向上はまったく無駄なことではないのです。

3 職員に喜ばれる福利厚生とは？

職員の定着率を高めるために、福利厚生を見直す医療機関は少なくありません。通常の勤務以外の部分で職場に対して魅力を感じてもらおうと、あの手この手で福利厚生の充実を考えています。しかし、その費用に見合った成果が果たしてどのくらい出ているのかという点は、改めて検証する必要があります。

①保養所

医療機関のなかには、リゾート地などに職員が利用することができる保養所を保有していることがあります。保養所はリフレッシュするには最適で、設備もきれいで整ったところが多く、さらには格安で利用することができるのであれば、魅力的に感じてくれるのかもしれません。

しかし、実際にその利用状況を確認してみると、特定の職員のみが利用し

ていたり、そもそもほとんどの職員が利用していなかったりという状況が少なくありません。そのため、費用対効果は薄く、「もっと別の還元方法はあるのでは？」と職員に思われてしまうこともあります。

また、求人票において「保養所有」という記載があったとしても、通常は保養所の有無が直接的な応募のきっかけになっているケースは皆無に等しいと考えられ、改めてその必要性を検証しなければなりません。そもそも医療機関ではさまざまな職員が在籍していますので、思うように休暇を取得することすらできないケースもあり、保養所の利用は必然的に特定の職員だけに限られます。導入するのであれば一度、全職員にアンケートを取ってから検討することをお勧めします（図表６－１）。

②カフェテリアプラン

カフェテリアプランと呼ばれる方式の福利厚生は、特に大病院において活用されていることがあります。カフェテリアプランとは、職員の勤続年数や資格等級ごとに付与されたポイントを用いて、各職員が福利厚生メニューを自由に選択できる制度です。毎月、病院側が一定額の金額をサービス提供会社に人数分支払うことで、国内外の宿泊施設に安く泊まれたり、飲食店や語学スクール等を安く利用することができます。非常に多くのメニューから自由に選択でき、公平性も高いため、導入を検討する病院も少なくないのではないかと思います。

しかし、冷静になって考えると、今やインターネットを使えば、国内外の宿泊施設は割引料金で利用できますし、直前予約であればより割引率が高くなることもあり、宿泊施設に関しての魅力は従来ほどなくなってきています。また、飲食店の割引に関しても同様で、多くの場合、飲食店のホームページに割引クーポンが付いており、あえてカフェテリアプランの制度を利用しなくてもよいケースがあります。

さらに、都心部であればともかく、地方に在住していれば、そもそもメニューに掲載された利用できる飲食店が少ないことから、病院が毎月会費を支払うくらいであれば、その分、もっと別の使途があるのではないかと考えることもできます。もっとも、メニューによっては魅力的で継続利用が見込まれるものもありますので、まずは運用している会社に連絡をし、メニュー

図表6－1 無記名式保養所についてのアンケート

無記名式保養所についてのアンケート

平成○年○月
○○病院

現在、○○病院では、職員の福利厚生の一環として、リゾート会員権の購入によって格安でリゾート地の保養所利用の制度を導入するかどうかの検討をしております。そこで、以下のとおり、皆さんにアンケートを取り、その結果によって今後どうするかという点を決定したいと思いますので、恐れ入りますが、必要事項に記入し、事務長室前の回収ボックスに入れて下さい（提出期限：○月○日）。

年齢	10歳代・20歳代・30歳代・40歳代・50歳代・60歳代以上
職種	事務職・看護職・メディカルスタッフ・その他

1．あなたは病院が保養所を保有していれば、利用をしたいですか？

利用したい　・　利用はしたくない　・　その他（　　　　　）

2．1の質問で「利用したくない」と回答した方への質問です。利用したくない理由は何ですか？

3．保養所を利用するにあたって、どのエリアにあるといいですか？

病院から凡そ1時間以内　・　病院から凡そ2時間以内　・　病院から凡そ3時間以内
その他（　　　　　　　　　　　　　）

4．保養所の利用にあたって、料金を一部病院が負担すると仮定して、自分自身でいくらまでの支出（一人あたり）なら利用しますか？

3000円以内　・　5000円以内　・　8000円以内　・　1万円以内

ありがとうございました。

表を取り寄せてから検討してもよいのではないかと思います。

③職員旅行

職員旅行は、職場内の親睦を図るという点では、非常に有効な方法です。しかし、医療機関の場合は、職員の勤務形態が複雑であり、すべての職員が同じ日に行くことができない場合があります。業務上の理由で職員旅行に行けない職員に対してはどうするのか、職員旅行に行きたくないため、あえて勤務を申し出る職員をどうするのか、また、家庭の事情でどうしてもいけないという職員もいることから、実施するかどうかは十分な検討が必要です。

もっとも、宿泊を伴う旅行となれば、移動中も含め長時間行動を共にすることになり、普段の業務では接することが少ない職員同士のコミュニケーションが生まれ、職場内の一体感が高まることが期待されます。具体的にどこに行くかという問題は別にして、悪くはない制度ではないかと思います。

4 職場の一体感を高めるために

さまざまな専門職が働く医療機関は、必然的に部門や職種ごとの縦割り組織になりやすい傾向にあります。こうした点は委員会活動によって横串が刺されることになりますが、委員会活動はあくまで業務の延長であり、なかなか職員同士が親しくなるところまでは至らないケースが一般的です。

こうした問題を解消し、部門を横断した職員同士の関係を築くためには、サークルの導入がよいのではないかと考えられます。病院の規模が大きければ、バレーボールやソフトボールといったさまざまなサークル活動が考えられますが、規模の小さな医療機関であれば、ラーメン同好会、温泉同好会といったサークルがあってもよいのかもしれません。サークルのメンバー構成は必ず特定の部門で固めず、それぞれの部門から職員が均一に集まるように、部門ごとの目安の定員を定めておくとよいでしょう。

こうしたサークル活動を通じて、リーダーや会計係といった業務外の役割が生まれ、その経験が通常の業務における組織の統率という点で活かされることも十分に期待できます。さらには、病院から一定の金銭補助を行うことで、サークル内でその補助金を有効活用しようという考えが働きますので、コスト意識を植え付けるという点においても有効であると言えるでしょう。

2 トラブルの兆候を見逃さないための施策

1 人事労務トラブルは結局高くつく

かつてはあまり生じることがなかった、あるいは表面化することがなかった人事労務トラブルですが、最近では多くの医療機関で頻発しており、かつその内容も複雑化しています。さらに人材確保難と相まって、「嫌なら辞めてもいい」とも言えず、労使間のパワーバランスは崩れ、経営を放棄したいと嘆く院長や理事長も少なくありません。

しかし、その原因を紐解いてみると、経営者や管理者自身が無知であることによって引き起こされているケースが比較的多いように思います。

従来は、人事労務問題について、関与税理士に相談していたという医療機関関係者が相当数存在していたと思われますが、今や多くの税理士は業務の細分化（相続税専門の税理士、海外業務専門の税理士など）によって、従来型のオールマイティに相談できる税理士は少なくなってきています。

一方で、職員はインターネットで知識武装していることもあり、中途半端な回答ができなくなってきました。そのため人事労務分野にはあまり関わりたくないという税理士が増えてきていることも理事長や院長が追い込まれる遠因になっているように感じます。

そういった意味では、弁護士や社会保険労務士に随時相談できる体制構築の検討が今後必要となってくるのではないかと思います。

2 職員とのコミュニケーションは不可欠

人事労務トラブルが発生した際に、外部の専門家に相談できる体制があれば、安心感はありますが、それはあくまで善後策です。いくら専門家であってもトラブルが起きてしまえば、いかに事態を小さくするかに終始することになります。そもそも人事労務トラブルが発生する際には、少なからず何らかの兆候があるはずです。たとえば、未払い残業代の問題で職員が労働基準監督署に駆け込んだというケースにおいては、その職員が「ウチの病院は残業代が出ない」ということを以前から周囲の職員や患者に吹聴しているといったようにです。

実際、トラブルが発生しても「確かにおかしな言動がみられた」という話は多くの現場で聞かれますが、では、なぜそうしたことを早くキャッチして対策を講じなかったのか、という問題が残ります。対策としては、労使間のコミュニケーションを今まで以上に充実させる必要があるのですが、お互いに積極的に声掛けをするという方法を採り入れるとしても、現実的には長続きすることはあまりありません。

その原因は、組織の身の丈に合ったコミュニケーションの方法ではなかったと考えることができます。現場を見渡すと、患者には通り一遍のあいさつはするものの上司部下の関係においてはあいさつすらしない、あるいはしていてもボソボソとしたあいさつしかしない医療機関もあるため、まずは職場内で上司部下の関係においても大きく明るいあいさつをするところから始めなければ、次なるステップにはつながりません。

3 定期的な自己申告書の提出で問題を早期発見

前述のようなコミュニケーションによって、職場の雰囲気が何となくわかり、声を掛けることによって具体的な問題を発見することができることもありますが、「今の上司には相談もしたくない」という状況であれば、当然ながら状況把握に限界があります。

とはいえ、さらに上の立場の上司や他部門の部門長が、通常の業務の合間に多くの職員と面談を行うということは時間的な制約もあります。定期的に自己申告書を提出させ、その内容に基づき必要な対象者に対して上司等が面談を実施するという方法がよいのではないかと思います（図表６－２）。自己申告書には、現在の業務の負担であったり、異動の希望、その他、気になることなどを申告してもらうことになりますが、こうした申告書を提出させることによって、退職を考えている職員がいればその兆候を把握し、引き留めることもできますので、有効な方法ではないかと思います。

図表6－2 自己申告書例

仕事に関する自己申告書

所属部門	
氏　名	

1．この半年間、頑張って取り組み達成したこと

2．この半年間、習得した技術・知識・資格

3．現在の仕事の状況（チェックを入れる）

□非常に大変である

□大変であるが遣り甲斐を感じている

□適当な負担感である

□仕事が少なく返って辛い

□その他（　　　　　　　　　　　　　　　　　）

4．今後の仕事について

□現在の部門・病棟で勤務したい

□他の部門・病棟に移りたい

＜理由＞

□退職をしたい

＜理由＞

5．○○病院に対する要望

6．その他（自由記入）

ありがとうございました

巻末資料

医療機関・福祉施設の労働裁判例＆不当労働行為事例集

●医療機関・福祉施設の労働裁判例

大分類	判決日	概　要
労働者	関西医科大学事件 最高裁・平17.6.3判決	**＜裁判例１＞** 大学の附属病院に勤務する研修医Ａは大学から奨学金として月額６万円支給されていたが、この支給にあたっては給与に当たる源泉徴収を行っていたのみならず、大学の指揮命令の下で労務を提供していた労働基準法上の労働者に該当し、最低賃金との差額を支払わなければならない。また、共済制度への加入手続きを取らなかったことも違法であり、遺族共済年金相当額について不法行為に基づく損害賠償の支払いを命じた。
宿日直業務	奈良県（奈良県立奈良病院）事件 奈良地裁・平21.4.22判決	**＜裁判例２＞** 産科医２名が、月に８回以上ある宿日直に対して１勤務あたり２万円の手当で済まされており、時間外手当が支給されていないとして、県に対して過去２年間分の時間外手当約9,200万円の支払いを求めた。 県は、当該宿日直勤務は、時間外の適用が除外される労基法上の「断続的労働」に当たると主張するものの、裁判所は、産科医の宿日直勤務の業務は、分娩や救急外来など、通常と変わらない業務形態で病院の指揮命令下にあるとして、時間外の支給対象と認定した。
労働時間	大阪府立病院（医師・急性心不全死）事件 大阪高裁・平20.3.27判決	**＜裁判例３＞** 時間外労働の算定にあたって、麻酔科医師Ａの宿日直業務は、医師、看護師等についての昭和24年３月22日基発第352号、宿日直についての平成14年３月19日基発第0319007号の基準に照らし合わせても、またその労働の実態からも、宿直時の仮眠時間や宿日直時の食事等の休憩時間を除き断続的業務とはいえず、平日出勤時の麻酔科医の業務と同様に評価すべきと解されることから、Ａの時間外労働時間の算定にあたっては、宿日直業務に従事した時間も時間外労働時間に含めて算定すべきである。
労働時間	医療法人大生会事件 大阪地裁・平22.7.15判決	**＜裁判例４＞** タイムカードに打刻された出勤時刻から退勤時刻までのうち休憩時間を覗いた時間すべてについて指揮命令下にあった時間と認めるのが相当であり、自己の意思で残ったにすぎないとの病院側の主張は根拠がない。

大分類	判決日	概　要
労働契約	社会福祉法人ノーマライゼーション協会事件 大阪地裁・平22.6.10判決	**＜裁判例５＞** 知的障害者生活施設の統括主任から一般主任への降任は、同人の勤務実績等から適切な人事権の行使というべきであり、地位確認請求には理由がなく却下する。
契約の終了	恵和会（宮の森病院）事件 札幌地裁・平16.11.10判決	**＜裁判例６＞** 介護職員はすべて期間を１年とする準職員として採用。これまで３回契約の更新を重ねてきたが、笑顔がないことを理由に契約の更新がされなかった。裁判所は、笑顔がないという病院側の主張は、主観的な事柄であり、雇止めの合理的な理由とはいえないとして、裁判所は介護職員の地位確認と慰謝料の支払いを命じた。
契約の終了	社会福祉法人福田会（宮代学園）事件 東京地裁・平18.1.20判決	**＜裁判例７＞** 知的障害児施設の有期雇用契約の介助員の雇止めには、解雇権濫用の法理を類推適用すべき事情が存在しないことから、本件雇用契約は、期間満了によって終了し、原告は同日をもって退職をしたものというべきである。
契約の終了	社会福祉法人聖心の布教姉妹会事件 東京地裁・平21.4.24判決	**＜裁判例８＞** 児童養護施設において、児童指導員として勤務していた原告の離職は、解雇ではなく任意退職であると認められ、地位確認等の請求には理由がなく却下する。
契約の終了	医療法人大生会事件 大阪地裁・平22.1.15判決	**＜裁判例９＞** 被告病院が主張する正職員のヘルパーとしての雇用契約は、合意解約により終了したと認める証拠がなく、原告の地位確認請求を認容した。
配置転換・出向	国立病院機構事件 大阪地裁・平22.9.17判決	**＜裁判例10＞** 出向していた原告を主任格ではない一般の薬剤師へ異動させた命令は、主任薬剤師のポストがなかったことが理由であり、嫌がらせや報復人事とは認められず、損害賠償請求には理由がない。

大分類	判決日	概　要
普通解雇	西武病院事件 東京地裁・昭50.4.24判決	**＜裁判例11＞** 病院に勤務していた調理員について、奇怪な言動・態度がみられるようになり、勤務を継続させることが困難となったため、継母に相談したところ、精神病歴があることがわかった。継母に本人を預かって療養させて欲しいと申し入れたが断られ、さらに叔母にも同様の申し出を断られたため、病院自ら精神衛生法（現・精神保険法）の規定に従い、医師の診断を求めたところ、精神性疾患の疑いがあるとして、入院が必要と診断された。本人に入院の必要性を説明したが、同意が得られなかったので、注射により入眠させたうえで入院させ、３か月後の退院以降も依然として思考障害、感情鈍麻、妄想気分および非協調性の傾向が残存したため、解雇したが、この解雇を有効とした。
普通解雇	セントラル病院事件 名古屋地裁・昭56.8.12判決	**＜裁判例12＞** 協調性の欠如や経営者に対する批判的言動などを理由とする女性栄養士の解雇について、批判的言動は、解雇の不安を抱くなど特殊の対立状態のもとで行われたものであり、協調性の欠如はそれほど悪質、顕著なものではなく、改善可能であったとして、解雇を無効とした。
普通解雇	相模野病院事件 横浜地裁・平３.３.12判決	**＜裁判例13＞** 分娩の経過観察、当直者としての任務、物品の保管、医師の指示の履行、他の看護職員との間でなされる申し送り等、病院の助産婦としての役割を果すことにおいて欠ける点があるだけでなく、債権者自身がその欠点を改めることを拒否し、独善的、他罰的で非協力的な態度に終始したために、他の職員との円滑な人間関係を回復し難いまでに損ない、病院の看護職員として不可欠とされるところの共同作業を不可能にしてしまったのであるから、就業規則第三六条第三号の「その職務に必要な適格性を欠くとき」に該当する事由があるというべきであり、解雇は有効である。

大分類	判決日	概　要
普通解雇	友愛病院会（新立山温泉クリニック）事件 富山地裁・平14.3.8判決	**＜裁判例14＞** 勤務状況や健康状態から職員として不適格だとしての職員の解雇は、使用者側の不当労働行為を併せて考えると、同人がこれに対抗した面も多分にあり、職員として不適格と認めるには不十分であり、就業規則の解雇事由に該当するともいえず、仮処分申し立ては主文の限度で認容する。
普通解雇	毅峰会（吉田病院）事件 大阪地裁・平15.7.18判決	**＜裁判例15＞** 夜間事務職員が本件和解条項や上司の指示に反して看護詰所に赴いたり、カルテ等に触るなどの行為をし、侮辱的な発言を連絡ノートに記載したことは解雇事由に当たり、解雇権の濫用に該当するとはいえず、仮処分申し立ては却下する。
普通解雇	社会福祉法人福陽会事件 東京地裁・平16.4.19判決	**＜裁判例16＞** 特別養護老人ホームの副施設長には、業務に必要な能力が著しく不良で就業に適さないとまでの事由は認められず、解雇は無効とする。
普通解雇	社会福祉法人宝林福祉会事件 鹿児島地裁・平17.1.25判決	**＜裁判例17＞** 給食業務を業者に委託をすることに伴い、原告を含む６人の調理員に対して委託業者への転職を勧めたところ、原告だけが同意をしなかったため解雇をしたことにつき、原告以外の５人の調理員が同意をしていたことから、原告１人のみになった段階でさらに人員整理を行う必要があったのか疑問がある。被告法人が解雇当時において、経費削減やサービスの質の向上策を採る必要に迫られていたことを考慮しても人員整理の必要性を認めるには足りず、解雇は無効とする。
普通解雇	大阪府保健医療財団事件 大阪地裁・平18.3.24判決	**＜裁判例18＞** 休職中の臨床検査技師を復職させる職場に苦慮し、被告が主張する過去の事由を解雇事由としていた本件解雇は、客観的に合理的な理由を欠き、社会通念上相当として是認することができず、解雇は無効である。
普通解雇	九十九記念病院事件 大阪地裁・平19.2.22判決	**＜裁判例19＞** 勤務時間がルーズであるなどの理由とする夜間警備員の解雇は、被告病院が改善をするように求めたことを認めるに足りる証拠はなく、解雇権の濫用にあたり解雇は無効である。

大分類	判決日	概　要
普通解雇	A病院（医師・解雇）事件 福井地裁・平21.4.22判決	**<裁判例20>** 診療開始時刻の不遵守、患者もしくは患者家族とのトラブル（3件）、保険適応外検査の無許可実施、不必要な検査の実施、看護師や事務員への不必要な業務の強要などを行った内科医長に対する解雇について、患者と接する臨床医として、組織で医療行為を行う被告病院に所属する医師として、適切な行動や診療行為を行うことは当然の前提であって、改めて注意されるべき事柄ではないことからすれば、被告から原告に対する具体的かつ明示的な注意や指導があまり行われてこなかったことを重視するのは相当ではなく、解雇は有効である。
普通解雇	医療法人社団清湘会事件 東京地裁・平22.3.1判決	**<裁判例21>** 不衛生な処置や危険な手技治療を行い、虚偽の報告をする等の行為をしたことを理由とする看護師Aに対する解雇は有効である。
普通解雇	医療法人財団健和会事件 東京地裁・平22.10.15判決	**<裁判例22>** 3か月の試用期間満了まで20日間ほど残す時点で、事務能力の欠如を理由に行った解雇は、直属の所属長に勤務状況等の改善状況や今後の改善見込み等を直接聴取していないなど、能力の見極めに必要なプロセスを経ておらず、試用期間中の本採用拒否としては、客観的な合理性を欠くことから解雇は無効である。
普通解雇	コスモス高齢者福祉協会事件 大阪地裁・平22.10.29判決	**<裁判例23>** ホームヘルパーの夜勤就労時の職務の懈怠、協調性欠如を理由にする解雇はやむを得ないものというべきであり、地位保全等の仮処分申し立ては却下する。
整理解雇	聖バルナバ病院事件 大阪地裁・平18.5.1判決	**<裁判例24>** 病院事務員ら4名に対する整理解雇は、当時業績が悪化して直ちに解雇をしなければならない危機的な状況にあったとは認められない。また、4名を整理解雇の対象者として選定した合理的理由があったとは認めるに足りる疎明資料もなく、解雇は無効である。

大分類	判決日	概　要
諭旨解雇	社会福祉法人三井記念病院事件 東京地裁・平22.2.9判決	**<裁判例25>** 特別養護老人ホームの副施設長を同職廃止を理由に新設した教育研修センターのセンター長に配置転換をしたことには理由があるが、その後センター職員に降格し、諭旨解雇をしたことは合理性を欠き、解雇は無効である。
懲戒解雇	聖仁会（横浜甦生病院）事件 横浜地裁・平8.2.9判決	**<裁判例26>** 経営不振の病院の経営を引き継ぎ、職員全員を雇用したものの職員の1名が就労条件をめぐって就労を拒否して連続14日以上無届欠勤を続けたため解雇。裁判所は、「業務遂行に具体的な支障があった」という要素が充足されていないことを理由に、解雇は権利の濫用であり、無効であるとした。
懲戒解雇	土井歯科医院事件 大阪地裁・平13.2.7判決	**<裁判例27>** 歯科技工士が歯科治療に使用するパラジウムを不正に領得したと認めるに足りる疎明はなく、解雇は無効である。
懲戒解雇	社会福祉法人渓明会事件 富山地裁・平18.5.31判決	**<裁判例28>** 知的障害者施設の支援員の女性同僚や通所者に対する度重なるセクハラ行為を理由とした懲戒解雇は有効である。
懲戒解雇	社会福祉法人青葉福祉学院事件 東京地裁・平22.9.7判決	**<裁判例29>** デイサービスセンター事務長の業務従事状況を理由に懲戒解雇処分にしたことは、解雇事由に該当する事実の存在が認められないことから、解雇処分は無効とする。
懲戒処分	徳州会（八尾徳州会総合病院）事件 大阪地裁・平13.2.2判決	**<裁判例30>** 産婦人科部長に対する山形県への転勤命令は、雇用にあたっての勤務条件に反するものではなく、これを拒否したことを理由とする降格処分は違法である。

大分類	判決日	概　要
懲戒処分	日野市（病院副院長・降格）事件 東京地裁・平21.11.16判決	**<裁判例31>** 医療ミスや患者らの信頼を損なう言動もあったことから副院長としての適格性を欠くとして、市立病院副院長から市庁舎内の市民健康相談室に異動を命じられた男性が「退職勧奨を拒否したためで受け入れられない」として市に取り消しと500万円の損害賠償を求めた訴訟の判決で、裁判所は、あからさまな報復とは言えないが、病院からの排除が目的だった」として異動を取り消し、賠償請求は棄却した。
懲戒処分	井之頭病院事件 東京地裁・平22.10.20判決	**<裁判例32>** 電話ボックスの消灯等の省エネ活動への妨害行為を働いたとして14日間の出勤停止処分は、重きに失して無効である。慰謝料については10万円が相当。
賃金	共友会（共立歯科医院）事件 東京地裁・平14.３.25判決	**<裁判例33>** 法人と歯科技工士との間に賞与を年間40万円支払うと契約ないしは約束の合意が成立したとは認められず、本訴請求は理由がない。
賃金	社会福祉法人白十字会事件 東京地裁・平17.12.８判決	**<裁判例34>** 被告の理事長であった原告は、経費の不正流用・着服等を新聞報道去れた後、マスコミによる取材を避けるために自ら身を隠し、結局懲戒解雇に至ったものであり、その間に被告が就労の意思を有していたとは認めることができないことから、賃金請求には理由がない。
賃金	国立病院機構事件 東京地裁・平18.12.27判決	**<裁判例35>** 独立行政法人化に伴って、新たに制定した給与規程により、看護師の基本給の減額率を従前の基本給に比べて最大11％減額をしたこと等が就業規則の不利益変更に当たるかが争点となった。裁判所は、本件の労働条件は、新たに定められたものあって、従前の労働条件が変更されたものではないから、就業規則の不利益変更の法理が適用される余地はないとし、国立病院と民間病院の看護師の平均給与を比較すると、国立病院の方が平均12.3％高く、医業収益に占める人件費率は民間病院よりも相当高いものであり、経過措置として、2007（平成19）年９月30日まで現給保障を採っているため、新たな給与規程が合理性を欠くものであったとは認められない。

大分類	判決日	概　要
賃金	医療法人南労会事件 大阪地裁・平22.5.28 判決	**<裁判例36>** 団体交渉で提示をした一時金額は、妥結に至っていないものであり、労働基準法第23条第２項（金品の返還）で支払い義務が規定されている「異議のない部分」と解することはできず、退職者らの本件の一時金請求には理由がない。
就業規則	井之頭病院事件 東京地裁・平17.8.30 判決	**<裁判例37>** 深夜勤に仮眠時間を設けるなどして実労働時間を減らし、それまで支給していた深夜勤１回あたり１時間分の時間外割増賃金及び深夜割増手当１時間分を不支給としたが、賃金面の不利益は軽微であり、仮眠が取れるなどの緩和措置を採っていることから、合理性があり就業規則の変更は有効。ただし、仮眠時間は労働時間に当たるとして割増賃金の不支給は認められない。
就業規則	社会福祉法人八雲会 事件 札幌高裁・平19.3.23 判決	**<裁判例38>** 2001（平成13）年度から2003（平成16）年度まで４回に渡って実施をした給与規程の各改定が高度の必要性や合理性が認められないものかどうか、一部の給与規程の改定について遡及適用することが許されるかどうかが争点となったが、給与規程の遡及適用を定めた部分以外は有効とした。
就業規則	社会福祉法人賛育会 事件 長野地裁・平22.3.26 判決	**<裁判例39>** 賃金制度を職能給に変更するにあたって、法人の説明や職員との交渉は不十分。制度変更に合理性を見出すことはできず、介護士や看護師らの賃金請求の一部を認容する。
就業規則	社会福祉法人琴丘ふ くし会事件 秋田地裁・平22.5.14 判決	**<裁判例40>** 期末手当の減額等の就業規則の変更は、労働条件変更の必要性、変更後の内容の相当性、職員が受ける不利益の程度等を総合的に判断すると全体としては相当であって、合理性を有し有効である。
育児休業	みなと医療生協（協 立総合病院）事件 名古屋地裁・平20.2 .20判決	**<裁判例41>** 看護師の育児のための夜勤免除請求を認めなかったこと、夜勤ができるまで休職を命じたことがいずれも不法行為を構成するか争点となったが、裁判所は、当該請求は育児・介護休業法が定める要件を満たしておらず、休職発令は職場の混乱を避けるためでいずれも相当であるとして権利の濫用であるとは認められない。

大分類	判決日	概　要
使用者責任	社会福祉法人しらゆり会事件 松江地裁・平13.2.2判決	**<裁判例42>** 介護員の勤務不良は解雇事由となるが、同人の自殺未遂は係長の言動によるものと認められ、当該不法行為は、法人の職務に関してなされたものであることから、法人は使用者としての責任を負い、慰謝料は300万円が相当である。
安全配慮義務	日本赤十字社（益田赤十字病院）事件 広島地裁・平15.3.25判決	**<裁判例43>** 内科医師Ａ（当時42歳）が自殺をしたのは、過労を知りながら適切な対応をしなかった病院に責任があるとして、遺族（妻と子）が病院に対して約２億円の損害賠償を求めた。遺族は、夫が担当した患者の容態の急変等に責任を感じ、患者が外科へ転科した後も容態を心配して長時間労働を行う中で、精神的ストレスや緊張状態が極度に達したことでうつ病に罹患し、その結果自殺をしたもので、業務に起因した自殺であると主張。病院側は、患者が外科へ転科した後のＡの行動は、あくまでも自主的な行動であり、病院が課した業務ではないと反論。 裁判所は、自殺と業務の因果関係は認めたが、うつ病の発症は否定し、病院側にＡの自殺の予見可能性はなく注意義務違反はないと遺族の請求を棄却した。
安全配慮義務	誠昇会（北本共済病院）事件 さいたま地裁・平16.9.24判決	**<裁判例44>** 男性准看護師（21歳）の自殺は職場のいじめが原因であるとして、先輩に対して不法行為責任を、病院に対して安全配慮義務違反を理由に総額1,500万円の損害賠償の支払いを命じた。
安全配慮義務	土浦労基署長（総合病院土浦協同病院）事件 水戸地裁・平17.2.22判決	**<裁判例45>** 外科医Ａは、本件病院で始めて勤務医として人の生命を直接左右する責任の重い立場に立ち、自らも執刀して手術を担当したり、治療行為を行ったり、また患者の死や再発に直面し、緊迫した事態のもとで治療等を行ったものであることから、業務がＡに与えた真理的負荷は客観的に相当重いものであったと認められ、さらには月間最大259時間、平均170時間の時間外労働を行っており、ほとんど休日のない状態で不規則な時間帯での勤務であった。よって、Ａのうつ病発症およびそれによる本件自殺は，同人の本件病院における業務に起因するものと認めるのが相当である。

大分類	判決日	概　要
安全配慮義務	日本海員掖済会（化学物質過敏症）事件 大阪地裁・平18.12.25判決	**＜裁判例46＞** 消毒液には化学物質「グルタルアルデヒド」が含まれ、説明書にも換気に注意するよう記されていたが、透視室では原則、扉を開放しないまま作業していた。裁判所は、「防護マスクなどの着用指示していれば症状は相当軽減できた」と指摘し、消毒液によって化学物質過敏症になった看護師Ａ子に対して、消毒液と発症の因果関係を認めたうえで、病院側が安全配慮を怠ったと判断、約1,060万円の賠償を命じた。
安全配慮義務	立正佼成会（佼成病院）事件 東京高裁・平22.2.2判決	**＜裁判例47＞** 小児科医の自殺の原因となったうつ病の発症につき、業務の過重性（相当因果関係）は認めるが、小児科医は業務をそれなりにこなし無断欠勤等をすることはなく、病院の産業医に精神的な苦痛を相談したこともなかったことから、うつ病発症を予見することはできず、病院側に安全配慮義務違反はないとした。
研修費用の返還	第二国道病院事件 横浜地裁・平4.7.31判決	**＜裁判例48＞** 准看護婦学校卒業と同時に退職したＹ看護婦見習に対して、病院が奨学金手当、入学金、授業料等として支払った金員は立替金に当たるとして、その返還を請求した病院側の請求が、労働の対価である賃金の一部とされたり、返還義務のない立て替え金として、科目別に返還義務の存否が判断され、返還請求は一部のみしか認められない。
研修費用の返還	武谷病院事件 東京地裁・平7.12.26判決	**＜裁判例49＞** 被告は原告に採用されるにあたって、原告に准看護婦資格取得後２年間以上病院に勤務することを約したとはいうものの、この約定は、原告の被告に対する希望表明に対し被告がこれに了解を与えたもの、すなわち、原告と被告との間に法的拘束力を伴わない、いわゆる紳士協定にすぎないものと解すべきである。なぜならば、右約定に法的拘束力を認めることとなると、被告に意に反した就業を認めることとなり、このような解釈は現行法上では認められないからである。そうすると、右約定は法的拘束力を有しないのであるから、病院が学費、生活費等の返還を請求することについて判断するまでもなく理由がないというべきである。

大分類	判決日	概　要
研修費用の返還	医療法人和幸会事件 大阪地裁・平14.11.1判決	**<裁判例50>** 看護師免許取得後３年以上勤務した場合は修学資金219万円を全額免除する契約を締結していたものの入学後半年で退学。「御礼奉公」を強要するものであり、１年を超える就労を強制しようとすることは、労基法第16条（賠償予定の禁止）及び労基法第14条（契約期間）に違反して無効である。
団体交渉	東京都労委（根岸病院）事件 東京地裁・平19.7.5判決	**<裁判例51>** 定年後の看護師に対する嘱託再雇用契約の不更新に関して、義務的団体交渉事項に当たるかどうかが争点となったが、病院側は、本件不更新は当該看護師との雇用契約の終了であり、個人的問題であるので団体交渉では取り扱わないとして団交に応じなかった。これに対して、東京都労働委員会は、病院側の拒否理由には正当な理由なしとし、誠実団交の応諾を命じた。本件は、その取消訴訟であるが、裁判所は、当該事項は義務的団交事項に当たるとして、病院側の主張を退け、請求を棄却した。

●医療機関・福祉施設の不当労働行為の事例

判決日	概　要
社会福祉法人はくい福祉会事件 平22.1.12 石川県労働委員会命令	試用期間を満了した組合員Aを不採用としたことは不当労働行為に当たらないが、理事会の内容を保護者ら外部に漏洩をさせた組合委員長B及び副委員長Cを減給処分にしたことは不当労働行為である。
医療法人南労会事件 中央労働委員会命令・平22.1.20	職員代表賞罰委員の選出方法など賞罰委員会に関しての団体交渉に応じなかったことは不当労働行為であるが、法人理事に対する暴言やPKO反対のビラを診療所待合室の掲示板に掲示したことなどを理由に組合員Aを懲戒処分に付したことは不当労働行為とはならない。
医療法人健進会事件 大阪府労働委員会命令・平22.10.27	組合員Aに対して解雇を示唆するなど精神的苦痛を与えたことや組合員の労働条件に関する団体交渉に応じなかったことは不当労働行為となる。

判決日	概　要
社会福祉法人豊の里・有限会社宮崎県福祉開発センター事件 宮崎県労働委員会命令・平17.8.4	社会福祉法人の事務職であって組合委員長Aに対して介護職やその他の業務に配置転換をし、また施設内の清掃や洗濯業務を命じ、さらにはAの2001（平成13）年度冬季賞与から2002（平成14）年度冬季賞与までの期間、低く査定をして支給をしていたことは不当労働行為となる。
杉並区・杉並障害者福祉会館運営協議会事件 中央労働委員会命令・平15.7.2	杉並区は杉並障害者福祉会館運営協議会に障害者福祉事業を委託しており、そこに従事していた申立人組合員との関係で労働組合法上の使用者ということはできないとした初審命令は相当であり、また、同協議会が杉並区による同事業の廃止に伴って同事業に従事していた組合員を解雇したことを不当労働行為ではないとした初審命令は相当である。
社会福祉法人幸凰会事件 中央労働委員会命令・平15.7.16	組合からの団体交渉申入れに対して組合員名簿、組合規約、組合結成議事録の提出がないことを理由に団体交渉に応じないことを不当労働行為であるとした初審命令は相当である。
社会福祉法人あゆみ会（トーゲン倉吉）事件 鳥取県労働委員会命令・平14.3.22	団体交渉において合意や署名をした確認書への押印を拒む法人の態度は、団体交渉の意義そのものを否認するものであり、正当な理由なく団体交渉を拒否する態度に当たり、労働組合法第7条第2項の不当労働行為となる。
猪子歯科医院事件 徳島県労働委員会命令・平14.3.22	協定書の一部解約通知や就業規則の改定等に係る交渉態度は不誠実であり、労働組合法第7条第2項の不当労働行為となる。
医療法人南労会事件 大阪府労働員会命令・平14.3.29	新賃金体系への移行にあたって、南労会が組合の求める資料を提示せず、また十分な説明や協議が行われず、具体的な移行方法に関しても誠実な団体交渉を行っていないのは、不当労働行為である。
特定医療法人社団兼誠会事件 兵庫県労働委員会命令・平13.2.20	組合との協議を経ることなく一方的に定めた夏季一時金を組合員に支給したことや組合や支部役員を誹謗中傷する文書を病院内に掲示したことは不当労働行為である。
社会福祉法人ノテ福祉会事件 北海道労働委員会命令・平15.8.4	法人が、組合の正当な組合活動を批判や抑制をする内容の法人本部ニュースを施設内に掲示したり回覧させたこと、組合員の重大ではない業務上のミスを捉えて重い処分を科すといって脅したこと、別組合結成直後に同組合とユニオン・ショップ協定を締結したことなどを支配介入に当たるとして一部を不当労働行為とした。

おわりに

「問題職員に手を焼いて困っている」。そんな相談を毎日のように多くの医療機関の経営者や事務長から受けます。人の問題は大変でこんなことで混乱するのであれば、院長などやっていられない、という話に至ることも少なくありませんが、問題職員というのは、実は職員構成割合からすればわずか数パーセント未満であり、他の職員は真面目に常に患者のことを考えながら仕事をしているはずではないかと思います。そうしたその他多数の真面目な職員がわずか数パーセント未満の問題職員のために、スポットライトが当たり難くなっているのは、大変残念なことです。

今回、本書では主に問題の対応策という視点で経営者側の立場でまとめさせていただきましたが、本書を参考にトラブルのない職場環境を構築していただき、真面目に患者のことを考えてがんばっている職員のために時間と費用を費していただければうれしく思います。

2013（平成25）年10月

株式会社名南経営コンサルティング／社会保険労務士

服部英治

著者プロフィール

服部 英治（はっとり・えいじ）
社会保険労務士・人事コンサルタント
株式会社名南経営コンサルティング 人事労務コンサルティング事業部 主任研究員
立命館大学医療経営センター客員研究員
LCG（日本人事労務コンサルタントグループ）医業福祉部会　座長

岐阜県出身。大学卒業後、大手社会保険労務士事務所を経て1999（平成11）年株式会社名南経営に入社。約350名のスタッフを抱える名南コンサルティングネットワークのトップコンサルタントの一人として、全国各地でクライアント企業の労務コンプライアンス支援（労務監査）、人事制度改定支援、各種人事労務相談等に応じている。特に医療機関・福祉施設に対しては、これまで約200以上の施設等に対しての人事制度改定（賃金制度・人事評価制度等）等を行ってきており、パッケージ商品を用いないそれぞれの施設の地域性や特徴を活かした独自の制度設計には定評がある。

【主な著書】
『病医院のための人事労務マニュアル』（日経BP社）
『40のしまった！ 事例に学ぶ診療所開業ハンドブック』（共著、日経BP社）
『医療機関の人事・労務管理ハンドブック』（日本法令）
『医療機関の就業規則・諸規程完全マニュアル』（日本法令）
『医療介護の職場の難問Q&A共著』（共著、医学通信社）など多数。

【講演実績】
あいおい損害保険株式会社、中京銀行、名古屋銀行、あずさ監査法人、一般社団法人金融財政事情研究会（きんざい）、岐阜県経営者協会、株式会社応研、リコージャパン株式会社、日本医業経営コンサルタント協会、社会福祉協議会（愛知、岐阜、三重、千葉）、メディカルマネジメントプランニンググループ(MMPG)、岡山県社会保険労務士会、福井県社会保険労務士会、愛知県看護部長協会　など多数

＜連絡先＞
株式会社 名南経営コンサルティング　人事労務コンサルティング部門
〒460-0003 愛知県名古屋市中区錦二丁目４番15号　ORE錦二丁目ビル５F
☎052-229-0758　e-hattori@meinan.net

LCG（日本人事労務コンサルタントグループ）医業福祉部会

日本人事労務コンサルタントグループ（LCG）とは？

人事労務という切り口から、企業（医療機関・福祉施設含む）やそこで働く従業員の成長発展に資することを目的とした社会保険労務士とコンサルタントの集団。主宰は株式会社名南経営コンサルティング。全国で700名を超える会員（2013年10月現在）を抱えており、専門分会として医療機関・福祉施設の人事労務・風土改善等を支援する「LCG医業福祉部会」には、約300名の会員が加入している。

LCG医業福祉部会とは？

LCGの中で特に医療機関・福祉施設の人事労務管理や指導等を専門に行っているメンバーで構成。部会員は、北海道から沖縄まで全国各地に医療機関や福祉施設に特化した社会保険労務士等を抱えており、ケーススタディを含めた専門研修を定期的に実施、即戦力として如何なる人事労務問題も解決できるよう会員間による情報共有や事例共有等も行っている。

LCG医業福祉部会員による支援メニュー（全国のLCG会員にて対応）

- 新規開業支援
- 就業規則等諸規程整備支援
- 人事制度（賃金制度・退職金制度・人事評価制度）改定支援
- 風土改善支援
- 各種助成金活用の提案及び申請支援
- 管理職向け各種研修
- 労基署指導対応・労務手続代行業務・給与計算代行業務
- 医師会・社会福祉協議会等における研修講師　等

LCG連絡先

■東京本部

〒100-0011　東京都千代田区内幸町1-1-7
ＮＢＦ日比谷ビルアネックス２階
株式会社 名南経営コンサルティング 内
☎03-3595-7251

■名古屋本部

〒460-0003　愛知県名古屋市中区錦二丁目４番15号　ORE錦二丁目ビル５F
株式会社 名南経営コンサルティング 内
☎052-229-0744

医療経営士「実践テキスト」シリーズ

実践テキストシリーズ 1

なるほど、なっとく 医療経営Q&A50

医療経営の本質を背景・しくみから詳しく解説。
経営の「次の一手」はこの１冊から生まれる!

改訂版

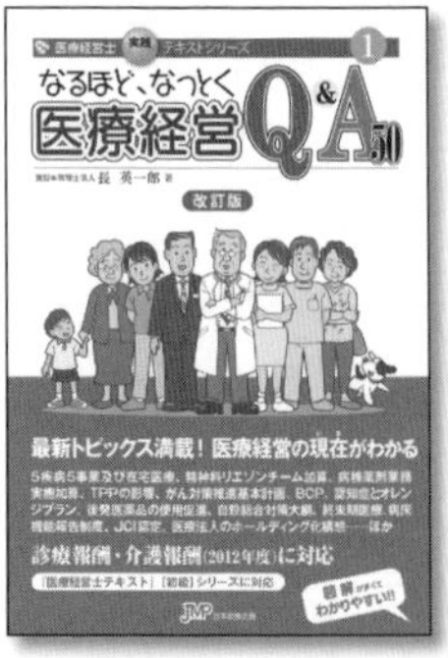

■ 著：**長　英一郎**（東日本税理士法人）
■ 体裁：A５判／並製／１色／272ページ
■ 定価：本体価格3,000円+税5%
■ ISBN：978-4-86439-204-4

実践テキストシリーズ 2

診療科別・病院経営戦略の「理論」と「実践」

地域No.１病院・診療科に至る、必ず成功する"経営鉄則"実践事例が満載。経営戦略を磨き抜く差別化戦略のノウハウを大公開!

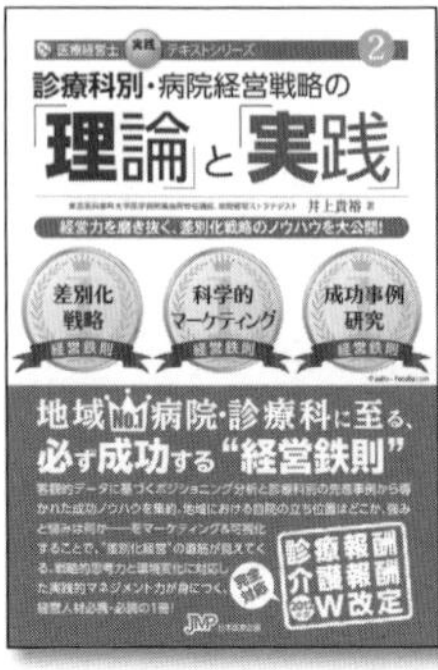

■ 著者：**井上貴裕**（東京医科歯科大学医学部附属病院特任講師）
■ 体裁：A５判／並製／２色／200ページ
■ 定価：本体3,000円+税
■ ISBN：978-4-86439-032-3

実践テキストシリーズ 3

なるほど、なっとく医療経営実践ポイント37 経営データの活用と金融機関との上手な付き合い方

数字やデータの本当の意味を理解すれば、経営会議で説得力のある提言ができる!　「財務会計」「資金調達」の実践的手引書。

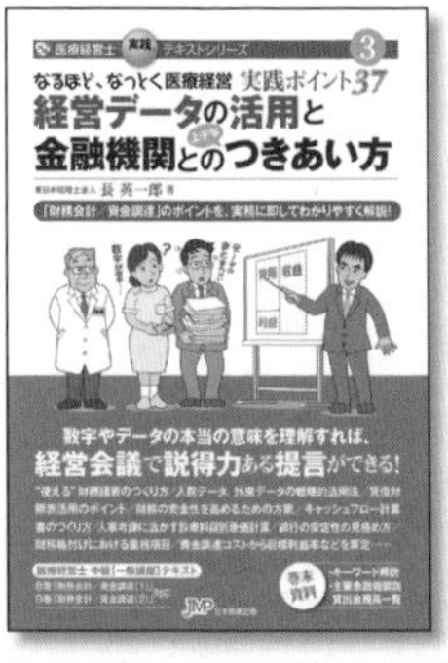

■ 著者：**長　英一郎**（東日本税理士法人）
■ 体裁：A５判／並製／１色／168ページ
■ 定価：本体3,000円+税
■ ISBN：978-4-86439-165-8

(株)日本医療企画　〒101-0033　東京都千代田区神田岩本町4-14　神田平成ビル　TEL:03-3256-2862　FAX:03-3256-2865
●関東支社 ☎03-3256-2885　●関西支社 ☎06-7660-1761　●九州支社 ☎092-418-2828　●北信越支社 ☎076-231-7791
●中部支社 ☎052-209-5451

詳しくは　医療経営士　検索

●表紙デザイン＆イラスト／もりまさかつ
●本文DTP／タクトシステム株式会社

医療経営士 実践テキストシリーズ4
職員トラブルを未然に防ぐ
医療機関のための人事労務管理術

2013年10月15日　初版第1刷発行

著　者　服部英治
発行者　林　　諄
発行所　株式会社 日本医療企画
〒101-0033　東京都千代田区神田岩本町4-14
神田平成ビル
TEL 03（3256）2861（代表）
FAX 03（3256）2865
http://www.jmp.co.jp/
印刷所　図書印刷株式会社

ISBN978-4-86439-203-7 C3034
（定価は表紙に表示してあります）